妇幼护理华西模式丛书

总主编　刘瀚旻　牛晓宇　罗碧如
总秘书　郭秀静

U0388357

妇女儿童医院门诊
护理实践与管理规范

主　编　朱　惠　周丽华
副主编　康冰瑶　左　艳
编　者（按姓氏笔画排序）

王　琴	王玲宁	文　思	左　艳	朱　惠
朱玲莉	伍姗姗	刘　艳	杜玉彬	杜帅辉
巫洪莹	李小翠	杨　云	杨　蕾	杨建英
但洪颖	张玉莹	陈　梅	陈任译	明　洋
罗　丹	罗　莉	周丽华	郑　伟	侯　蝶
姚永华	徐秀梅	郭朝容	黄　虹	康冰瑶
蒋　碧	蒋丽娟	韩庆雯	程文丽	谢　红
谢　利	谢海蓓	樊　燕		

人民卫生出版社

·北京·

图书在版编目（CIP）数据

妇女儿童医院门诊护理实践与管理规范 / 朱惠,周
丽华主编 . -- 北京 ：人民卫生出版社,2024. 9.
（妇幼护理华西模式丛书）. -- ISBN 978-7-117-36788-2

Ⅰ. R473.71；R473.72

中国国家版本馆 CIP 数据核字第 202484WJ93 号

人卫智网	www.ipmph.com	医学教育、学术、考试、健康， 购书智慧智能综合服务平台
人卫官网	www.pmph.com	人卫官方资讯发布平台

妇女儿童医院门诊护理实践与管理规范
Funü Ertong Yiyuan Menzhen Huli Shijian yu Guanli Guifan

主　　编：朱　惠　周丽华
出版发行：人民卫生出版社（中继线 010-59780011）
地　　址：北京市朝阳区潘家园南里 19 号
邮　　编：100021
E - mail: pmph @ pmph.com
购书热线：010-59787592　010-59787584　010-65264830
印　　刷：天津善印科技有限公司
经　　销：新华书店
开　　本：710×1000　1/16　印张：11　插页：1
字　　数：215 千字
版　　次：2024 年 9 月第 1 版
印　　次：2024 年 9 月第 1 次印刷
标准书号：ISBN 978-7-117-36788-2
定　　价：66.00 元
打击盗版举报电话：010-59787491　E-mail: WQ @ pmph.com
质量问题联系电话：010-59787234　E-mail: zhiliang @ pmph.com
数字融合服务电话：4001118166　E-mail: zengzhi @ pmph.com

序

随着社会的进步和人类对自身健康需求的关注，"护理"这一常见概念的内涵和外延也有了显著变化。除了通行的定义"护理是诊断和处理人类对现存的和潜在的健康问题的反应"，我认为"护理"一词中的"护"是看护、照料，是健康维持和健康修复的专业举措；"理"是道理，意味着护理探究的是照护的机制和道理。护理学科体系的建设和发展，是一项长期任务，也是所有护理工作者的共同目标。

拥有百年文化积淀的华西妇幼护理，一直致力于妇幼群体专科护理高质量发展。一代代的华西妇幼护理人秉承"患者至上、员工至尊、医德至善、技术至精"的核心价值观和"用心、诚信、平等、创新"的护理理念，以优秀的管理、优质的服务、精湛的技术、良好的医德为构建和谐医院、保障患者安全作出了重要贡献，同时积累了丰富的临床护理和管理经验。他们和全院同仁们一起，为我院的高质量发展作出了突出贡献。为了更好地总结这些年我院妇幼护理的经验，在更好地求教于国内外同行的同时，也深刻践行华西经验文化传播的使命，医院从顶层设计的角度组织全院护理专家编撰了本套丛书。丛书由我院妇幼护理领域的资深专家主编，从专业的维度紧紧围绕护理管理和临床护理的重点和难点问题进行深入剖析，力求体系化地为各级各类妇幼机构的护理管理人员和临床护理人员提供指导和参考。他们在繁忙的工作之余，严谨、高效、高质量地完成了丛书的编写。在此，感谢各编写团队的辛勤付出！

书稿即将付样。我们深知因涉及专业范围广泛、时间及水平有限，书中难免存在不足之处，恳请广大读者指正。我们也将继续探索，为妇幼护理的专业化、体系化、规范化作出努力！

合抱之木生于毫末，九层之台起于累土。让我们全体妇幼护理人共勉！

刘瀚旻

2024 年 4 月于华西坝上

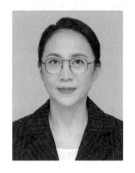

朱惠,副主任护师,护理本科,四川大学华西第二医院门诊部科护士长。四川省医学会门诊管理专业委员会委员、四川省护理学会门诊护理管理委员会常务委员。

从事妇产科护理、助产 23 年;从事门诊护理及管理 16 年。长期承担各层次护士、进修生的课堂授课和临床带教,具有丰富的临床护理、护理教学、护理管理经验。发表论文 30 篇,其中 SCI 论文 5 篇,medline 1 篇,主编 / 参编专著 5 本。获得发明专利 1 项、实用新型专利 5 项。主持和参与科研课题 7 项。

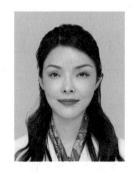

周丽华,主管护师,管理学硕士,四川大学华西第二医院特需门诊护士长。

从事妇产科临床护理、教学和管理工作 20 年,有丰富的临床护理、教学和管理工作经验。主持院级课题 1 项,发表论文 7 篇,SCI 论文 1 篇,出版参编专著 1 部,专利 2 项。擅长沟通与交流,近年来,多次在临床科室进行沟通及礼仪培训,获得一致好评;并在特需优质服务品牌推广、门诊信息化建设、互联网 + 医疗、门诊流程管理等方面取得了较大成效。

前　言

　　《中国妇女发展纲要（2021—2030年）》指出,健全以妇幼保健机构为核心、以基层医疗卫生机构为基础、以大中型医院和教学科研机构为支撑的妇幼健康服务网络,提升妇幼健康服务供给能力和水平。推进医疗服务模式创新是引领公立医院高质量发展的新趋势,四川大学华西第二医院是委属委管三级甲等妇女儿童专科医院,医院连续5年在全国三级公立医院绩效考核中位列妇产医院（含妇幼保健院）专科系列第一名。门诊部作为医院进一步提高医疗服务行动计划的关键部门,基于国家政策纲要,在大健康理念之下,让优质资源充分利用和下沉基层,以互联网技术,积极推进预约诊疗服务,打造门诊智慧便捷医疗服务,在诊前、诊中和诊后,以患者需求和舒适为中心,在"微"小细节处用心,让患者实实在在享受到健康中国所带来的高质量门诊服务。

　　本书第一章、第二章对门诊空间结构设置和门诊感染管理进行展开;第三章详细介绍门诊护理质量与安全管理,对于门诊护理质量、安全、应急预案及流程进行详细阐述;第四章为门诊护理人力资源管理;第五章、第六章分别介绍门诊护理教学管理、门诊护理科研管理;第七章、第八章着重介绍门诊特色护理及门诊特色工作管理;最后三章针对儿科门诊和妇产科门诊的常见疾病,简述其临床表现、以ABCD+OPQRST病情评估框架开展门诊护理评估,并阐述护理措施,对门诊临床护理、护理管理、教学和科研更具现实指导意义。

　　本书的编写得到四川大学华西第二医院门诊部管理团队以及妇产科门诊、儿科门诊、特需门诊各级护士的大力支持,在此表示衷心感谢!本书基于医院经验编写,难免存在不足之处,恳请广大读者不吝赐教,以便改进提高。

朱　惠　周丽华

2024年4月

目　录

第一章　门诊空间结构设置

第一节　诊疗区设置

一、儿科门诊设置

儿科门诊是许多儿童都会经历的医疗场所,在维持儿童健康过程中发挥着至关重要的作用。儿科门诊主要诊疗对象为胎儿期到青春期的特定人群,患儿是一个特殊群体,情绪不稳定,容易受外界环境的影响,因此,儿科门诊的设置和工作开展应以患儿为中心,以保障患儿安全为前提,以恢复患儿健康为目标。

（一）儿科门诊的设置

儿科门诊的设置包括预检分诊处、候诊区、诊断室（普通诊断室、隔离诊断室、感染性疾病诊断室）、治疗区（治疗室、雾化治疗室、注射室、换药室、留观室等）、儿童游戏区、哺乳室等。

1. **预检分诊处**　设置在儿科诊区入口处,便于早期识别急、危、重症患儿及传染病或可疑传染病患儿,以提高就医效率。预检分诊处应与门诊、急诊及传染病隔离诊断室相通,方便患儿的转运。

2. **候诊区**　宽敞、明亮、通风良好,候诊区面积平均每名患儿不小于 $1.5m^2$,并设有候诊椅和婴儿护理台。

3. **诊断室**　根据门诊量设置诊断室数量,确保一诊一患,保护患儿隐私,每个诊断室的面积在 $15m^2$ 左右。

4. **治疗区**　配备抢救物资及设备、中心供氧、吸痰、电源、雾化器、输液设备等。

5. **儿童游戏区**　儿童的休闲活动场所,其设计体现现代、自然和健康理念。设施配置考虑儿童的年龄特点,以安全舒适为主,减少儿童在就诊过程中的恐惧感。

6. **哺乳间**　设置在儿科门诊附近,布置温馨、安静舒适、光线充足、温湿度适宜,标识清晰。内设婴儿护理台、洗手设施、座椅或沙发、桌子、电源、垃圾桶,以及哺乳隐私遮挡设备如隔帘或屏风等,便于母乳喂养和健康宣教。

（二）儿科门诊设置特点

1. **就诊区域安全化**　为保证儿童的安全性,儿科门诊设置在出入方便的一楼。就诊区域根据疾病种类进行分区,感染性门诊及发热门诊设置单独区域及出入口通道,减少医院内交叉感染。儿科门诊建筑和用物采用圆形钝角设计,电源插座和开关不低于地面 $1.5m$,避免误伤儿童。

2. **色彩空间多样化**　儿科门诊根据儿童的心理特点，设置色彩搭配合理的墙纸背景及游戏区域，以满足儿童心理特性，增加空间趣味性，减轻儿童对医院的恐惧。

3. **诊疗环境人性化**　诊区根据患儿身高设置信息提示牌，高度设在 160cm 以下。此外，在儿科门诊设置除男女卫生间外，另设有儿童卫生间、婴儿护理台等，方便家长使用。

4. **休闲场所现代化**　儿童门诊休闲区域内包括儿童游戏区、学习区以及休息区。游戏区是儿科门诊的重要部分，游戏能帮助分散患儿注意力，缓解躯体不适，减轻患儿对就医的恐惧；学习区放置健康宣教资料及视频，让患儿及家属学习相关疾病的基本家庭护理措施；休息区设有茶水厅、沙发、书籍等便民设施，便于患儿和家长休息。

二、妇产科门诊设置

（一）妇产科门诊的设置

妇产科门诊设置包括预检分诊处、候诊区、诊断室（普通诊断室、感染性疾病诊断室）、治疗区（治疗室、注射室、换药室等）、产科建卡室、哺乳间、胎监室等。

1. **预检分诊处**　设置在妇产科诊区入口处，便于早期识别急、危、重症患者及可疑传染或感染者。

2. **候诊区**　应宽敞、明亮、通风良好，候诊区面积根据诊断室数量、区域门诊量设置。候诊区内设有候诊椅、充电设备、饮水机和轮椅；配备电子显号系统，保证候诊秩序；设立健康宣教区。同时，各候诊区设置自助一体机，方便患者挂号缴费、就诊报到、检查检验预约、标本接收、报告打印等，减少患者排队等候时间，提高就诊体验感。

3. **哺乳间**　设置在产科门诊附近，布置温馨、安静舒适、光线充足、温湿度适宜。内设婴儿护理台、洗手设施、座椅、桌子、电源、垃圾桶及隐私保护设备（如隔帘或屏风）等。

4. **妇产科诊断室**　每个诊断室面积在 $15m^2$ 及以上，确保一诊一患，保护患者隐私。诊断室设置桌椅、医生工作站设备（电脑、打印机等）+医院信息管理系统网络、治疗桌、无影站灯、妇科、产科检查床或自带光源的检查床等。

5. **其他**　各楼层、区域根据专业特点和诊区大小，设置治疗区或治疗室，配备抢救物资及设备、中心供氧、吸痰、电源、雾化器、输液设备等。抢救设施包括抢救车、除颤仪、吸痰吸氧装置、平车、轮椅等，所有抢救物资及设备均保持完好备用状态。

（二）妇产科门诊设置特点

1. **就诊区域安全**　妇产科门诊设置固定出入口和清晰标识，走廊明亮，通风良好；就诊区域设置感染性疾病诊断室，疑似感染者单独就诊，并做好垃圾处理和消毒；检查床附近、卫生间及走廊放置防滑标识，避免跌倒及意外损伤。

2. **诊疗环境保护隐私**　妇产科门诊在病史采集、检查、治疗和护理操作时，常会涉及患者既往史、婚育史及隐私部位等相关信息，严格实行一诊一患，设置检查床隔帘。

3. **设置健康教育区域**　健康教育是医院的重要职能，也是治疗的重要手段。妇产科门诊区域可发放健康教育宣教单，并有针对性地进行健康教育。健康教育区域内可设置妇科宣教，如妇科常见病及多发病的预防、诊断及护理、避孕知识宣教等；产科宣教，如产前检查建卡流程、口服葡萄糖耐量试验、母乳喂养宣教小册子、自然分娩宣教单等各种健康宣教单及小册子。通过制作宣教二维码、科普视频播放，发表科普推文等方式，扩展健康教育形式。

三、特需门诊设置

（一）特需门诊的设置

特需门诊实行妇科、产科、儿科分区管理，具有独立的空间，可预防交叉感染，保护患者隐私，提高患者及家属就诊满意度。特需诊疗区设置包括候诊大厅、一站式检查区、护士站、服务接待处、二次分诊台、诊断室、治疗室，各诊疗区域均备有相应检查设备设施。

1. **整体设置**

（1）候诊大厅：配备宽敞的方桌及舒适的沙发座椅，利用绿色植物分区，给患者提供舒适候诊环境；大厅设置信息化门诊叫号系统，方便患者及时了解自己的就诊信息；公告栏提供相关专科疾病健康教育知识，供患者了解学习；设立便民服务点和老年患者服务点，并提供纸杯、点心、报纸、杂志、纸笔、老花镜等便民措施，尽量满足患者的不同需求。

（2）一站式检查检验区：将彩超室、心电图室、采血室等设立在同一区域内。设有专职护士轮岗，提供排号指导、交代检查注意事项、协调相关检查等服务，避免患者跨区域检查，节约患者就诊时间，提升患者就诊流畅度。

（3）护士站：设有专职财务人员进行收费管理，专职护士负责提供预约分诊、咨询、沟通协调、医生停替诊安排、为患者提供邮寄报告等优质服务。

（4）服务接待处：设有专职导医提供咨询、导诊服务。协助患者首诊签到、引导就诊，陪同患者完成各项检查检验，观察患者病情变化，发现异常及时通知医生并配合处理，为患者和家属提供相关健康宣教等。

（5）二次分诊台：设立二次分诊护士岗，负责当诊复诊患者就诊排序、指引及健康教育等工作。同时维持候诊大厅及诊疗区的秩序，密切观察候诊大厅患者病情变化，如有异常，及时通知医生安排优先就诊，并协助医生共同处理。

（6）诊断室：每个诊断室面积约 $20m^2$，环境宽敞明亮、温度适宜。严格执行一诊一患制度，保护患者隐私。

（7）治疗室：备有抢救车、除颤仪、吸痰/吸氧装置、空气消毒机、温湿度监测仪、手卫生设备及专科治疗相关设备等，便于危急重症的抢救工作和相关治疗的完成。

2. **妇科诊疗区设置**　包括妇科诊断室和标本接收室。

（1）妇科诊断室：设置独立诊断室，执行一诊一患制度，诊断室配有妇科检查床、无影灯等专科检查设备，便于医生对患者进行妇科查体。

（2）标本接收室：妇科诊疗区设立标本接收室，为患者运送标本提供便利。

3. **产科诊疗区设置**　包括产科诊断室、产科建卡室和产后检查室。

（1）产科诊断室：诊断室内设有产科检查床，墙壁张贴产科特色指示板，并配有产科相关健康教育宣教单等资料。

（2）产科建卡室：为孕妇提供安静、独立的建卡区域，配有测量体重、血压相关设备。孕妇可在此完成建卡、复诊签到，护士也可在此对孕妇进行母乳喂养宣教、妊娠期自我保健宣教等工作。

（3）产后检查室：备有产后检查所用物品和相关器械，便于产科医生对产后42天的产妇进行相关检查。

4. **儿科诊疗区设置**　包括儿科诊断室、哺乳室和儿童游戏区。

（1）儿科诊断室：诊断室内环境布置温馨、童趣，墙纸等物品根据儿科特色进行设置，桌椅等棱角处均贴有防撞角，防止患儿撞伤。

（2）哺乳室：诊疗区域旁设有哺乳室，以满足哺乳期妈妈的喂养需求。

（3）儿童游戏区：有独立的儿童娱乐游戏区，内设儿童玩具及游戏用品，为患儿营造轻松愉快的就诊环境。

（二）特需门诊设置特点

1. **诊疗隐私保护好**　诊断室执行一诊一患，无患者交叉影响。医务人员安静倾听患者主诉，对病情进行严格保密；同时检查时有窗帘及隔帘进行遮挡，隐私保护性高。

2. **环境温馨舒适**　候诊大厅设有绿色植物分区，空气消毒机定时消毒，环境清新明亮；诊断室内墙壁及整体设计根据人群特点配置，内设新风系统并开窗通风，确保光线充足和空气流通。

3. **服务配置个性化**　不同区域采用不同设置，根据就诊对象的不同设立个性化的提示内容。如儿科诊断室设立身高测量提示牌，妇科诊断室张贴查体温馨提示，产科诊断室配备健康教育资料等。

4. **护理服务人性化**　对年老体弱和危急重症患者主动给予帮助并解决困难，安排患者优先就诊。接待处备有老花镜、针线、轮椅等用品，以供患者需要随时取用；同时在护士站设置失物招领处，便于患者寻回遗失物品。

四、治疗区设置

（一）治疗区概述

集中治疗是现代医院发展的新模式，设置集中治疗区可整合医疗资源、规范治疗方法，对门诊患者开展集中治疗可提高工作效率，节约人力成本。

（二）治疗区设置

门诊设置治疗区域,配备具有相关专业资质和临床工作经验的护士承担相应工作。治疗区包括注射室、伤口治疗室、激光治疗室、阴道镜检查室、经外周静脉穿刺中心静脉导管(peripherally inserted central catheter, PICC)治疗室、盆底康复治疗室、中医治疗室等。

（三）治疗区管理制度

1. **温湿度**　治疗室内应有温湿度计,室温维持在 10~25℃,湿度 35%~75%。每日检查并记录 2 次。

2. **保持室内整洁**　每日物表、地面定时清洁 2 次,有污染则随时清洁,每周全面保洁 1 次。每日使用空气动态消毒机进行空气消毒 2 次,每次 2 小时;配制药品时,应持续开启动态消毒机。

3. **无菌物品及药品保存**　放在治疗室固定位置,标签明显,班班交接。无菌物品应放置在无菌物品柜内,按照左进右出的原则放置无菌物品顺序,有序使用,避免过期。无菌物品离地面不低于 20cm。进入治疗室的一次性物品应去除最外层包装。

4. **特殊药品保存**　毒、麻及贵重药品双锁保管;高浓度电解质溶液等高危药物单独加锁存放,严格交接班。

5. **严格执行无菌技术操作规范**　进入治疗室和换药室须穿清洁工作服、戴口罩。配制药品和执行注射操作、换药操作等均应严格落实无菌操作规范,操作前后进行手卫生,操作时严格消毒及待干,避免跨越无菌区,防止微生物的污染和传播。

6. **医疗废物处理**　治疗室内利器盒仅供治疗室内使用,治疗室外使用过的一次性注射器、输液器、利器盒等不得返回治疗室。

（四）人员培训及考核

1. 治疗区护士定期理论及操作培训,并按以上工作职责及培训内容进行考核评定,认真履行工作职责,保障高质量完成工作任务。

2. 科室为个人专业化发展创造必要条件,外派护士进修学习,取得相关专业资质,保障临床工作质量和护士的职业发展。

五、预检分诊设置

1. **预检分诊概述及位置**　门诊预检分诊是基于传染病预检分诊需求而设立。预检分诊处设置在医院入口或门诊最前沿的位置,相对独立,通风良好、标识醒目,便于对传染病及时分诊并隔离,备有临时隔离设备和环境(如屏风或隔离诊断室),使非传染病和现场专科挂号的患者能快速科学地分诊,正确引导患者就诊。预检分诊处分为污染区、半污染区、清洁区。

2. **预检分诊污染区(工作区域)**　预检分诊处均设在医院入口处,紧靠发热门诊和肠道门诊,便于对发热患者或肠道感染患者的及时转运。预检分诊室面

积宜为 $15m^2$ 左右,门口有"预检分诊"醒目标识,入口处有挂钟,室内置填单台进行流行病学问询与初筛,备齐体温检测仪器、生活垃圾桶、医疗垃圾桶,患者、家属休息座椅等设备,墙面置季节性传染性疾病健康宣教图画。

3. 预检分诊半污染区　半污染区指预检分诊工作区域进入生活区的过渡区,此区域设置护士站,悬挂工作服、存放填写的纸质版文书等。

4. 预检分诊清洁区(生活区域)　预检分诊生活区域为工作人员进餐、休息、办公区域。设置休息椅、午餐桌、电脑桌、办公电脑、打印机等。生活区域按6S标准放置生活垃圾桶、鞋架、穿衣镜、更衣柜、储物柜、水杯放置点、书架、分类文件盒、防护用品类、消毒用品类等物资。

六、门诊手术室设置

(一)门诊手术室概述

门诊手术室是医院手术室重要的组成部分。对于妇女儿童专科医院,门诊手术室主要开展计划生育门诊手术、妇科门诊手术、不孕症诊疗以及流产后避孕指导等服务,能够独立诊治计划生育临床诊疗指南中规定病种的所有门诊手术,制定并严格落实高危手术管理制度等。

(二)门诊手术室的设置

门诊手术室的设置包括人员设置和空间环境设置。

1. 人员设置　科室管理由科主任负责,护理管理人员由三级构成:护理部、科护士长、手术室护士长。护理团队依其成员功能组成包括巡回护士、宣教护士、病情观察护士、预约护士、艺术治疗护士五大类,每个岗位护士承担着相应岗位职责,相辅相成,共同配合完成患者围手术期护理。

2. 空间环境设置　门诊手术室虽然只承担计划生育和妇科常见小手术,但其位置、出入路线布局、分区、用房设置和室内配置同样有严格的要求。

(1)位置:设置在建筑的较高层,远离锅炉房,产生杂质较多的修理室、消毒供应站等,减少空气中粉尘污染和噪声污染,保持手术室内空气洁净和环境安静,手术间避免阳光直接照射,利于手术视野。

(2)出入路线布局:手术室出入路线布局原则应符合洁净区、污染区、功能流程分区要求。设置三条通道,一为工作人员通道;二为病员通道;三为器械敷料等循环供应通道。各通道应做到相互隔离,避免交叉感染。

(3)分区:通过设立内外走廊,把手术室分为三个区域:①限制区:包括手术间、无菌物品储存间、手术间内走廊、洗手间等。②半限制区:包括器械处置间、办公室、手术间外走廊、标本存放间、术后监护室等。③非限制区:如更衣室、卫生间等。

(三)门诊手术室设置特点

1. 手术区域安全化　为保障患者安全应选择防滑拖鞋,设置安全提醒告示牌,术后监护室床头、卫生间应安装紧急呼叫系统,监护室床位设置床挡预防手术患者坠床。

2. 预约流程简约化 设置手机排号系统,通过手机排号患者可自行选择手术日期,根据预约时间到达医院,缓解排队拥堵;患者通过扫描手术申请单上二维码了解术前注意事项,做好术前个人准备。

3. 手术区域隐私化 一个手术间设置一张手术床,手术时关闭门窗。术后监护室床位之间设置隔帘,注意遮挡患者保护隐私。

4. 手术区域温馨化 术前、术中、术后播放舒缓放松类音乐,开展艺术治疗。等候区电视播放术前、术后注意事项等宣教内容。

(刘 艳 张玉莹 王 琴)

第二节 服务区设置

一、一站式综合服务大厅

一站式服务大厅以患者需求为出发点,整体化管理和服务为核心,围绕患者需求,树立并加强服务理念和意识,优化服务流程,关注细节,为患者提供更高质量和便捷的服务,提升患者就医体验和满意度,增强门诊患者就医获得感。

一站式服务大厅通过全面业务整合,优化空间布局,实现集门诊咨询导医、病情证明盖章、病案复印、医保审核、门诊特殊疾病审核、出生医学证明办理、双向转诊预约,以及多学科会诊预约等多种业务办理,挂号、收费、检查检验预约等综合业务集中区域一站式服务,减少患者往返及排队时间。其中,不同业务有特殊空间及业务职能的要求,需根据情况进行个性化设置。

医保审核、门诊特殊疾病审核、病案管理属于专人专项窗口,需安排专职人员办理。住院/门诊病情证明盖章、双向转诊预约及多学科会诊预约等属于非特定要求窗口,同区域开设同一窗口即可。

出生医学证明属于有特定环境要求的窗口,按照国家卫健委关于出生医学证明管理的相关规定,要求需有独立的办证空间,应做到独立门锁、柜锁,有铁门、铁窗和独立保险柜;达到防盗、防水、防火、防潮、防虫、防尘、防高温要求,办理需专人专项,工作人员严格落实保管工作要求。

二、咨询导医区

为了更细致贴心地贴近患者及家属需求,及时提供帮助,在门诊大厅及各楼层入口处或醒目处设立导医台,开设咨询导医服务。针对妇女儿童医院的特点,导医台的造型和设计为弧形等灵动的造型,色彩以明艳活泼为主。同时,加以动物、植物等图案装饰,营造活泼温馨的氛围。

导医台上放置丰富、全面的宣传资料、杂志和就医指南供患者领取和查阅。

并为患者提供纸杯、轮椅、老花镜、纸、笔、针线包等物品,开展失物招领、代取及邮寄检查检验报告等服务;同时设置老年人关爱点,并有专人指导和帮助老年人办理业务,切实解决老年人在就诊过程中遇到的困难。

三、自助服务区

为方便患者及家属使用,在医院入口、各检验检查科室内、诊区内、休息区内放置多媒体自助终端机。自助设备使用信息技术来提供多种功能,设备采用触摸屏技术,操作过程简单便利,易于学习。患者可在自助机上进行办卡、挂号、缴费、打印或补打报告、查询个人门诊/住院信息等多种业务办理。同时设置意见收集箱,广泛收集患者及家属的意见和建议,更加全面地了解患者及家属就医感受与评价,便于医院持续改进,为患者提供更全面的医疗服务。

四、患者/家属休息区

在患者及家属人流集中区域或各诊区内设置休息区,休息区内配备舒适凳椅、饮水机、多媒体自助终端机。同时,在候诊区及公共区域增设食品自助贩卖机、充电宝、自助复印机、餐饮店、储物柜等多维度满足患者及家属需求。为行动不便的患者配有共享轮椅及共享推车设施;对于外地来院就医患者及家属,在门诊内配备不同大小尺寸的储物柜;另外,休息区配置自助智能医疗柜,配有月子帽、宝宝护脐贴、母乳保鲜储存袋、雾化吸入面罩、儿童退烧贴、排痰器、呼吸训练器等物品。

(巫洪莹　韩庆雯)

第三节　办公区设置

办公区域建筑布局应符合卫生学和美学要求,具有一定的区域划分,采光通风良好,建筑设计、设施应满足诊疗和管理工作要求,相对独立、有单独医护通道,做到人与物流向合理,洁与污相对分开。所有基础设施,包括消防设施、环境保护和放射卫生等,必须经相关部门检测验收合格后,方可投入使用。

(一)管理人员办公室

门诊部管理人员办公室包括主任办公室、副主任办公室、科护士长办公室、护士长办公室和质量控制办公室等,配备办公电脑、打印机、办公座机电话、桌椅、资料柜、储物柜、洗手设备和生活垃圾桶等设施,每位管理人员使用办公面积不超过 $9m^2$。每间办公室的照明、温度、通风、家具的类型和放置的位置、办公室装修材料的颜色等都应符合医院的统一设计。

(二)医务人员更衣室

在房间设置方面,更衣室男女分开,室内有洗手设备、更衣柜、鞋柜、座椅、生活垃圾桶、污衣收容器、挂钩、穿衣镜及着装规范标识等。为保证更衣柜和鞋柜专人专柜使用,所有柜子上有对应员工编号,严禁混用。工作服统一放置在单独的挂钩墙面,与放置便装的更衣柜区域分开,在使用完更衣柜鞋柜时应及时关闭柜门,避免处于开启状态。更衣室的清洁、消毒由专职卫生人员完成。

(三)医务人员休息室

医务人员休息室设计要做到安静、舒适、方便,要求房间独立分区、整体标识与医院统一、设置专人管理、物品定位放置,面积在 12~40m²,配有沙发、茶几、微波炉、冰箱、饮水机、桌椅、生活垃圾桶、储物柜及书架等设施以满足医务人员的基本需求,另外,休息室可以摆放一些绿色植物,增加观赏性同时可适当舒缓医务人员的疲劳感和紧张感。

(四)库房

库房由科室总务护士专人专岗管理,房间面积在 15m² 左右,配有货架、办公电脑及桌椅等设施。所有物品均有"身份编码"(资产编号)标签,按 6S 规范管理,制作统一标识,不同类别物品进行归类、定位放置,有相应的登记本,严格做好出入库登记,每月进行一次物资盘点。

(五)洗手间

洗手间的设计应以人为本,遵循文明、卫生、实用、方便、节水、干净的原则。外观和色彩设计应与医院整体环境协调,注意美观、通风,合理布置洁具的使用空间,设置独立的拖布洗涤池,办公室、医护通道、卫生间拖布要分开使用,保洁工具定点存放、有序挂置并有明显标识;重视隐私保护,所有设施保持良好使用状态。

(罗 丹)

第二章　门诊感染管理

门诊感染管理是基于门诊进行的医疗活动中可能存在的医院感染及其相关因素,运用相关理论和方法,进行的一系列减少门诊感染风险的预防和控制措施。妇女儿童医院门诊承担着妇女和儿童的救治、健康教育及营养指导等多方面的诊疗工作。门诊人员复杂且基数大,尤其是儿科门诊,除了就诊患儿以外,每位患儿平均有 2 名及以上家属陪同,患儿防御力低,容易继发感染;对于妇产科门诊而言,大多数医疗器械容易接触到患者的体液,极大增加了医院内感染的风险,甚至会造成交叉感染,对患者的安全造成严重威胁。因此,为保障妇女儿童的健康,降低妇女儿童医院院内感染风险,执行标准化、制度化的医院门诊感染管理措施尤为重要。

第一节　门诊感染管理相关制度

一、传染病预检分诊制度

1. 设立传染病预检分诊点,按要求配备必要的防护用品,做好预检分诊处物资管理,规范台账登记,做到账物相符。

2. 预检分诊岗位由工作 5 年以上、临床经验丰富的护士承担。需具备良好的沟通技巧及应急处置能力,严格遵守卫生管理法律法规,熟练掌握预检分诊制度以及传染病管理制度。

3. 预检分诊护士分诊时需做到详细询问、仔细观察、根据患者病情准确分诊。工作中仪表端庄整洁,语言文明礼貌,接待患者热情耐心。

4. 预检分诊护士需不断加强学习培训,努力提高业务水平及分诊质量,防止误检、漏检。

5. 预检为传染病或疑似传染病患者,根据传染病流行病学情况发放相应防护用品,如对呼吸道传染病患者或疑似患者及家属,发放医用外科口罩,必要时发放 N95 口罩,按院感管理要求采取控制或者隔离传播措施,并由专人沿专门通道护送至传染性疾病诊断室就诊,同时上报医院感染管理科,做好记录,并对分诊处采取必要的清洁消毒措施。

6. 对有特殊传染病或疑似患者的家属,按规定对患者的陪同人员和其他密切接触人员采取医学观察及其他必要的预防措施。初步排除特定传染病后,再到相应的普通科室就诊。

7. 根据传染病的发生周期、流行趋势、传播力度和上级部门的要求,做好特定传染病的预检工作。

8. 若疑似有疫情立即按要求上报科室护士长、主任、医院感染管理科及医务部。

9. 严格执行预检分诊消毒隔离制度,监督保洁人员对预检分诊室进行清洁消毒工作,当诊工作结束后认真做好终末消毒。

二、门诊传染病管理制度

1. 门诊工作人员必须严格执行国家颁布的《中华人民共和国传染病防治法》《突发公共卫生事件应急条例》《医院感染管理规范及消毒管理办法》等文件规定。

2. 科室医务人员上班时保持工作服整洁,不戴戒指等首饰、不留长指甲等;护士在进行各种操作前后必须洗手、进行无菌操作时戴口罩,不穿工作服进食堂。

3. 严格控制院内感染,对空气、物体表面、地面等按要求进行消毒,定期检测,并做好相应记录。

4. 严格实行预检分诊,对传染病或疑似传染病患者,在特定的区域候诊及特定的诊断室就诊,并按相应传染病消毒隔离方法处理。

5. 按规定做好《中华人民共和国传染病报告卡》的填报。

6. 门诊设立医院感染质控小组,各科室另设立科室感染管理质控小组;在医院感染管理质控和门诊感染管理质控小组监督下,各科室在感染管理质控人员和护士长带领下共同做好医院感染管理工作。

7. 对医院感染管理科、医院感染管理质控组及科室自查发现的感染管理问题,要及时整改,对于本科室整改有困难的,提请医院层面协助整改,以确保医院感染管理工作质量,保证患者和医务人员的安全。

三、重大传染病门诊消毒隔离制度

1. 医务人员工作衣帽整洁,穿工作服、工作鞋,接触传染病及疑似传染病患者时根据相应传染病防护要求采取相应级别的防护措施。

(1)一级防护要求:穿工作服,戴医用外科口罩,戴一次性工作帽,必要时戴一次性橡胶手套。适用于一般诊疗活动,普通预检分诊处,普通门诊,感染科门诊。

(2)二级防护要求:戴一次性工作帽、橡胶手套,必要时穿一次性鞋套,戴护目镜和医用防护口罩,穿防护服或工作服外套一次性防护服。适用于医务人员在从事与患者有密切接触的诊疗活动。

(3)三级防护要求:戴一次性工作帽,橡胶手套,一次性鞋套,医用防护口罩,全面性呼吸防护器或正压式头套,穿防护服或工作服外套一次性防护服。适用于为患者实施吸痰、呼吸道采样、气管插管和气管切开等有可能发生患者呼吸道分泌物、体内物质的喷射或飞溅的工作时。

2. 预检分诊处　发现传染病和疑似传染病患者就地采取相应的消毒隔离措施,对发热传染病患者具有呼吸道症状时发放医用外科口罩或 N95 口罩,做好自身防护,并及时将患者由专人专通道送至隔离发热门诊,排除相应传染病隐患后,安排到相应诊断室就诊,保证就诊时一诊一患。患者诊疗完成后从相应的通道离开,并用 1 000~2 000mg/L 含氯消毒液擦拭患者接触的物体表面、地面,用动态空气消毒机进行空气消毒。

3. 诊断室　医生发现传染病和疑似传染病患者,应就地采取相应的消毒隔离措施,对发热伴有呼吸道传染症状的患者和家属立即为其佩戴医用外科口罩或 N95 口罩,医务人员做好自身防护,在明确诊断后及时将患者由专人专通道送至相应的感染隔离区。诊断室内应配备洗手设备及快速手消毒剂,医务人员接触患者前后流水洗手或快速手消毒剂消毒手。无菌操作时严格遵守无菌技术操作规程。

4. 治疗室　保持清洁整齐,动态空气消毒机每日消毒空气 2 小时,必要时动态消毒机持续消毒,增加地面、物体表面及门把手等消毒次数,每次清洁消毒需有记录。

5. 候诊区　保持空气流通,每日湿式拖地,拖布抹布分区使用、分池清洗、分开放置。物体表面和地面被大小便、呕吐物等污染时,用 1 000mg/L 含氯消毒液消毒。

6. 确诊或疑似传染病患者周围环境用 1 000mg/L 含氯消毒液擦拭消毒。

7. 疑似传染病患者电子血压计袖带、电子体温计、雾化泵等一人一用,使用后用 1 000mg/L 含氯消毒液擦拭消毒,做好人员使用登记及清洁消毒记录。

8. 按照医疗废物类别及时分类收集,医疗垃圾和生活垃圾分开处置,垃圾袋颜色分开。确诊或疑似传染病患者产生的医疗废物及生活垃圾,一律按照感染性废物处理,对包装袋表面采用 1 000mg/L 的含氯消毒液均匀喷洒消毒,消毒完毕,应在医疗废物外加套干净的医疗垃圾袋,同时在袋子表面粘贴中文标签,标签内容包括医疗废物产生单位、产生部门、产生日期、类别,并在特别说明中标注传染病名称,如垃圾袋破损或被污染应外套第三层黄色垃圾袋。

(康冰瑶)

第二节　门诊感染管理组织架构

一、门诊感染管理架构

按照医院感染管理要求,门诊成立感染管理小组,全面负责门诊的感染管理工作,落实感染管理小组及成员责任。门诊感染管理小组依据国家、医院感染制度和专科医院门诊医疗感染管理特点,制定门诊感染管理相关制度和流程,严格控制门诊医疗感染,保证门诊医疗质量。

人员结构:小组内设有组长、副组长、小组长及组员,每位成员分别承担不同的医院感染管理工作,详见图2-1。

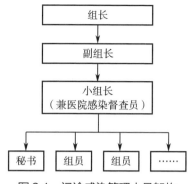

图2-1 门诊感染管理人员架构

二、门诊感染管理监督及运行机制

(一)门诊感染管理监督

1. 工作人员

(1)参加医院感染相关知识和技能的培训,门诊感染管理小组应每年制订培训计划,并根据工作人员岗位特点开展有针对性的培训。培训应包括以下内容:

1)门诊医疗保健相关感染预防与控制工作的特点。

2)医院感染管理相关制度。

3)基本的感染预防与控制措施,如手卫生、血源性病原体职业防护、个人防护用品的正确选择和使用等标准预防措施以及清洁消毒的方法和频率、医疗废物管理等;并依据国家及地方颁布的法律法规、标准、规范等及时更新。

4)有疫情发生时,培训内容应包括预防、控制的相关知识及技能。

5)对兼职人员培训还应包括手卫生依从性观察、医疗保健相关感染病例监测、多重耐药菌管理等。

(2)应掌握并遵循医院感染管理的相关制度及流程,特别是落实标准预防的具体措施。手卫生应符合 WS/T 313-2019 的要求;隔离工作应符合 WS/T 311-2009 的要求;消毒灭菌工作应符合 WS/T 367-2012 的要求。

(3)注射、穿刺、治疗、换药等无菌诊疗操作时,应遵守无菌操作流程。

2. 督查考核

(1)培训应符合以下要求:①新到门诊工作的人员均应参加岗前培训。②在岗人员应定期接受培训,每年至少一次,并做好记录。③根据传染病疫情发生情况,在岗人员应及时进行针对性培训。

(2)培训效果评估应符合以下要求:①每次培训后进行考核或考查。②形式包括现场抽问、填写考卷及现场操作等。③定期开展手卫生依从性的监测,至少每季度一次。④应按照 GB 15982-2012、WS/T 367-2012、WS/T 368-2012 和 WS/T 512-2016 等开展环境卫生学监测。

(二)运行机制

1. 组长　由门诊负责人担任,主要负责统筹门诊的感染管理及传染病的管理工作。

2. 副组长　由各科室护士长担任,在医院感染管理科及组长的指导下,完成科室常规门诊医院感染工作及相关传染性疾病的防控及处理工作。

3. 小组长　作为医院感染督查员,承担与医院感染管理科紧密联络及沟通任务,主要负责科室医院感染管理日常工作、医务人员的日常培训、科内医院感染管理质控检查、落实医院感染管理相关改进措施以及评价改进效果,并做好相应记录。

4. 组员　由科室内部对医院感染管理感兴趣的科室骨干人员组成。对患者及其家属开展相应的宣传教育。

（1）利用宣传手册（折页、宣传画）、电子网络信息技术（宣传视频、在线讲座）、线下活动等开展多种形式的宣教。

（2）宣教内容可包括手卫生、呼吸道卫生、咳嗽礼仪等,也可根据患者及家属需求制订宣传内容。

（3）对确诊或疑似经空气或飞沫传播疾病的患者,应进行正确使用口罩的培训；对确诊或疑似经接触传播疾病的患者,应宣教相应的自我护理及隔离措施。

（康冰瑶　罗　丹）

第三节　门诊特殊患者处理

一、儿科门诊特殊患者

（一）发热患者

体温过高（hyperthermia）又称为发热,是由各种原因引起体温调节中枢的调定点上移,产热增加、散热减少,导致体温超过正常值。发热是疾病的一种表现,是儿童最常见的症状之一。儿童神经系统发育不成熟,机体抵抗力较差,病情易多变,持续高热或者超高热可使机体各种调节功能受损,影响儿童的身体健康,严重时会影响中枢神经功能,甚至危及儿童生命。引起发热的原因临床上可分为感染性和非感染性。

1. 临床表现

（1）体温上升期:主要表现为疲乏无力、皮肤苍白、干燥无汗、畏寒、寒战。

（2）高热持续期:主要表现为面色潮红、皮肤灼热、口唇干燥、呼吸脉搏加快、头晕头痛、食欲下降、全身不适。

（3）退热期:主要表现为大量出汗、皮肤湿冷。

2. 护理措施　处理原则为环境适宜,物理降温,合理用药和预防高热惊厥。应根据儿童的一般情况、体温、心率、呼吸频率、精神状态以及伴随症状等综合进行分析并采取相应护理措施。

（1）环境适宜：儿科门诊就诊区域提供适宜的环境温度 22~24℃。

（2）加强病情观察：患儿等待就诊期间密切监测生命体征，观察患儿是否有寒战、意识障碍、四肢冰冷发绀或高热惊厥等伴随症状，如有这类症状立即通知医生优先诊治并进行相应的处理。

（3）询问患儿及家属流行病学史，如有发热并伴有传染性疾病患儿、病原体携带者、疑似传染病患儿应立即单间隔离，根据疾病流行病学特点采取相应保护措施，由专人专用路径送至发热门诊或感染性门诊就诊，并及时进行消毒处理。

（4）健康教育：对患儿及其家属进行相应的健康指导。

1）降低体温：告知患儿家属可用物理降温或药物降温。体温 <38.5℃的患儿选择物理降温，包括局部冷疗和全身冷疗两种办法，局部冷疗可采用冰袋、湿敷等，全身冷疗可采用温水擦拭、温水浴，达到降低体温的目的。体温 >38.5℃可用药物降温。

2）补充营养和水分：鼓励患儿少量多餐，补充热量消耗，提高抵抗力；鼓励多饮水，补充因高热消耗的水分，并促进毒素和代谢产物的排除。

3）皮肤护理：退热期可有大量出汗，指导家属勤换患儿衣物，保持皮肤清洁干燥。

（5）心理护理：儿童在发热过程中可出现高热不退、寒战、面色苍白等，家属易产生紧张焦虑等心理反应。护士应主动答疑解惑，帮助完成患儿处置，满足其合理需求，给予患儿和家属关心和关爱，缓解家属的紧张焦虑，达到精神安慰的目的。

（二）胃肠道传染病患者

胃肠道传染病是通过患儿的排泄物传播，病原体随排泄物排出，经过被污染了的手、水、食物或餐具通过消化道进入体内，引起发病。儿童常见的胃肠道传染病有手足口病、诺如病毒感染性腹泻、细菌性痢疾等。

1. **诊断室管理**　隔离诊断室使用棕色隔离标志。

2. **患儿的处理**

（1）对婴幼儿或有严重基础疾病的患儿，实施保护性隔离。

（2）对腹泻或肠道病原菌培养阳性的患儿需由专人专线送至肠道门诊隔离观察，或传染病病房住院治疗。

3. **门诊医务人员的防护**

（1）门诊医务人员要熟练掌握胃肠道传染性疾病医院感染的预防与控制知识与技能，防止病原体通过消化道传播，引发医院内感染。

（2）门诊医务人员严格执行《医务人员手卫生规范》WS/T 313-2019 接触患儿前后，尤其是接触患儿食物前，处理呕吐物、排泄物及其污染的物品后必须认真清洗消毒。

（3）针对确诊患儿，门诊医务人员应在规定时间内进行传染病报告卡填报。

4. 清洁消毒　被患儿呕吐物、排泄物污染的物体表面、地面，喷洒 1 000mg/L 的含氯消毒剂作用 30 分钟后再处理。

（三）呼吸道传染病患者

1. 空气传播疾病　指经过空气传播的呼吸道传染病，如肺结核、水痘等。在标准预防的基础上，儿科门诊应对空气传播隔离措施还包括：

（1）隔离诊断室使用黄色隔离标志。

（2）患儿的处理：①安置单间隔离诊断室，无条件时相同病原体感染患儿可同用一间诊断室，关闭通向走廊的门窗，尽量远离其他儿科就诊区域；无条件收治时尽快转运至有条件收治呼吸道传染病的医疗机构，在转运过程中加强医务人员的防护。②在患儿病情允许时，应戴外科口罩，并限制其活动范围及其陪同人员数。③患儿口鼻分泌物须经严格消毒后再倾倒，患儿产生的医疗废物应装袋标记。④严格空气消毒。

（3）门诊医务人员的防护：①进入确诊或疑似患儿诊断室时，应戴好防护面屏或护目镜，穿防护服，当接触患儿及其血液、体液、分泌物、排泄物等物质时应戴手套。②离开时按要求摘脱，并正确处理使用后物品。

（4）实施隔离教育：①定期进行门诊医务人员隔离与防护知识的培训，使其正确掌握常见儿科传染病的传播途径、隔离方式和防护技术，熟练掌握隔离操作规程。②同时开展患儿及家属健康知识宣教，使其主动配合管理。了解患儿和家属心理情况，医务人员应耐心地讲解开导，尽量解除患儿和家属因隔离产生的焦虑、恐惧等心理反应。

2. 飞沫传播疾病　指经过飞沫传播的疾病，如百日咳、流行性感冒、流行性腮腺炎等呼吸道传染病。在标准预防的基础上，飞沫传播隔离措施如下：

（1）隔离诊断室使用粉色隔离标志。

（2）患儿的处理：①安置单间隔离诊断室，无条件时相同病原体感染患儿可同用一间诊断室，关闭通向走廊的门窗，尽量远离其他儿科就诊区域；无条件收治时尽快转运至有条件收治呼吸道传染病的医疗机构，转运过程中医务人员应严格佩戴口罩和做好防护。②患儿病情允许时，应戴外科口罩，避免交叉感染，限制患儿活动范围及其陪同人员数。③患儿口鼻分泌物须经严格消毒后再倾倒，患儿产生的医疗废物应装袋标记。④严格空气消毒。⑤患儿与患儿之间应相距 1m 以上，患儿及其家属应佩戴外科口罩。

（3）门诊医务人员的防护：①与患儿近距离（1m 以内）接触时，应戴帽子、医用防护口罩；进行有可能喷溅的诊疗操作时，应戴好防护面罩或护目镜，穿防护服；当接触患儿及其血液、体液、分泌物、排泄物等物质时应戴手套。②门诊医务人员严格按照防护标准，在不同区域，穿戴不同的防护用品，离开时按要求摘脱，并正确处理使用后的物品。

（4）实施隔离教育：①定期进行门诊医务人员隔离与防护知识的培训，使其正确掌握常见儿科传染病的传播途径、隔离方式和防护技术，熟练掌握隔离操作规程；开展患儿及家属知识教育，使其主动配合管理。②了解患儿和家属心理情况，医务人员应耐心讲解开导，尽量解除患儿因隔离产生的恐惧等心理反应。

二、妇产科门诊特殊患者

（一）性传播疾病患者

性传播疾病是一组以性行为为主要传播途径的传染性疾病。妇产科常见的性传播疾病包括艾滋病、梅毒、淋病、尖锐湿疣、生殖器疱疹等。门诊医务人员在临床工作中常会接触到梅毒、艾滋病、尖锐湿疣等患者，由于诊疗过程中可能涉及侵入性操作，若医务人员无菌观念不强、操作不规范、器械消毒不严或医疗垃圾处置不当等，都可导致病原体的传播甚至造成职业暴露和院内感染。因此，针对妇产科门诊常见性传播疾病的特点，制订妇产科门诊性传播疾病患者处置流程，采取相应的感染控制措施，可有效控制医院内感染的发生，保障患者安全。

1. **妇产科门诊处理流程**

（1）病史收集：在患者就诊时，严格实行一诊一患，保护患者隐私，详细询问患者病史、性生活情况等，结合辅助检查确定病毒活动期、判断传染强度，进行诊断并治疗。初诊患者填写并上报传染病报告卡。

（2）进行妇科检查时：医务人员做好标准防护，做好手卫生，戴口罩、帽子、橡胶手套，必要时戴眼罩或面屏防止体液飞溅，特别是皮肤和黏膜疑有破损时，应尽量避免接触感染者的体液和排泄物（血液、阴道分泌物、尿、粪便及呕吐物等）。如遇已明确感染的患者，应根据疾病种类进行防护及用物处理。

（3）健康教育：除给予规范化的抗感染治疗之外，还应重视对患者实施健康教育及心理疏导。帮助患者正确认识性传播疾病，调整好心态，配合治疗。

（4）其他：若检查区域被污染或怀疑被体液或排泄物污染，戴橡胶手套，用2 000mg/L含氯消毒液擦拭消毒，必要时进行检查室消毒。使用后的废弃物和污染用物，如卫生纸、卫生巾、医疗纱布、敷料及棉条等装入双层黄色垃圾袋，密封后再行标识，由后勤管理部门按医疗垃圾处置流程完成转运及处理。

2. **产科门诊处理流程**

（1）严格执行"逢孕必检"程序，对所有怀孕女性进行艾滋病、梅毒等性传播疾病筛查，孕产妇初次建卡前需完成检测。

（2）已确诊孕产妇需定期接受孕产期保健及规范性治疗。艾滋病、梅毒须遵医嘱规范用药，尖锐湿疣等根据症状选择孕中期进行治疗，减少对胎儿的影响。整个孕期需按照高危妊娠分色管理要求，由医务人员进行相应的追访管理。

（3）健康教育：对孕产妇开展相关的健康教育和培训学习，帮助其正确认识相应疾病,了解性传播疾病带来的孕产期风险,缓解孕产妇的紧张焦虑情绪,提高其孕期生活质量。

（二）发热患者

发热是指病理性体温升高,常见于各种感染性疾病。在呼吸道感染性疾病多发的情况下,妇产科门诊医务人员必须采取措施减少来院人员的交叉感染,结合流行病学,加强对发热患者的管理及防控措施,从而保障患者安全。

1. 门诊合理规划布局

（1）合理规划门诊工作人员和患者的进出通道,无特殊情况仅允许患者进入候诊区,避免家属进入候诊区增加人员流动,遇行动不便、年老、病情严重等特殊患者可允许一名家属陪同。

（2）对候诊区和诊疗区进行隔离划分,候诊区要有良好的通风措施。

（3）实行预约挂号分时间段就诊,提醒患者按照就诊时段到医院,不要提前到医院等候,减少医院内人员聚集。

（4）督促患者及家属来院时佩戴口罩,门诊护士站应备有患者用的口罩、体温计（非接触式）、手卫生消毒设备、医疗废物桶等,方便给发热患者使用。

2. 具体处理措施

（1）妇产科发热（≥37.3℃）患者,询问患者及家属流行病学史,如有发热并伴有传染性疾病症状应立即单间隔离,给患者佩戴口罩。

（2）医务人员做好个人防护后,使用专用路线送至发热门诊就诊,并及时对诊区进行消毒处理。

（罗 丹　康冰瑶　樊 燕）

第四节　门诊感染管理风险及防控

门诊是医院的门户,大部分患者要进行诊疗,都要先到门诊,因此门诊人员流量大、密集,存在交叉感染增加的风险。儿科患儿免疫力低下,传染性疾病较多,相互间传染概率较高;妇科疾病种类多、患者数量大,不同的患者在门诊就诊及检查过程中可能出现交叉感染等问题;孕妇作为特殊人群,更应该加强感染预防管理。因此,控制医院感染的发生和规范化感染风险管理,做好医务人员和患者的自身防护,成为门诊感染管理的必要之举,只有强化门诊感染管理的重要性并辅以对应处理措施,医院感染才能得到有效控制。

一、门诊感染管理风险

（一）环境因素

因患儿与孕妇都为特殊人群,受中国传统的家庭结构及教育观念的影响,每位患儿及孕妇家属陪同至少1~2名,候诊区域人员较为密集。同时门诊疾病种类多,病情错综复杂,若出现就诊和检查环境清洁消毒不到位、消毒操作欠规范等问题,均可能增加医院感染发生的风险。

（二）人员因素

感染防控意识薄弱一直是医务人员长期存在的问题,最典型表现为医疗废物分类不准确及手卫生依从性较差。其中手卫生依从性一直是医院感染防控中一个突出的问题,《2019年全国医疗机构医务人员诊疗过程手卫生监测报告》中指出不同规模医疗机构手卫生依从率为76.26%~82.84%,执行正确率为81.51%~86.76%。由于临床医务人员手卫生依从性低,接触传播在医院感染中占28%~40%。

（三）管理因素

若医院感染管理制度不完善;各科室对感染管理培训不及时、不全面,预防和控制措施不执行或执行不规范,各项规章制度的落实情况监督不到位,感染管理考核制度不健全等均可加重医源性感染。

二、门诊感染管理防控

（一）维护就诊秩序

严格执行"一诊一患"就诊制度,患儿由1~2名家属陪同进入诊断室,成年患者非必要家属不陪同。在保护患者隐私的同时避免人员聚集,降低院内交叉感染风险。

（二）分时间段就诊

通过网络预约平台(医院公众号、手机客户端等)向患者推送实时就诊信息,错峰就诊,减少门诊人员聚集,降低因人员聚集引起的医院感染风险。

（三）加强诊断室管理

保持诊断室整洁,每日定时通风换气,保持室内空气流通,产检所用卷尺、听诊器以及骨盆测量仪使用后需清洁消毒,对检查床垫每日擦拭消毒。治疗室和阴道镜检查室,每日空气消毒2次,每次2小时,每月空气培养监测1次。诊断室完诊后,需用1 000mg/L含氯消毒液擦拭物表和拖地。办公室、治疗室、诊断室、厕所的抹布和拖布分开使用,分池清洗,分区域放置。

（四）加强医务人员感染防控意识

1. **严格执行手卫生**　手卫生应贯穿于门诊医疗活动。加强医务人员医疗活动期间手卫生执行情况的监管,将手卫生执行情况与个人评优评奖及绩效考核联系起来,严格督促医务人员规范手卫生行为、强化院感防控意识。

2. **规范垃圾分类**　医疗废物统一采用黄色医用垃圾桶及黄色医用垃圾袋盛放,并注明医疗废物字样。生活垃圾统一采用黑色垃圾袋盛放并注明生活垃圾字样。同时加强垃圾分类的宣传教育,强化医务人员及患者的垃圾分类意识,最终达到降低院内感染风险的目的。

（五）健全岗位职责和各项制度

建立层次分明的三级护理管理体系（一级管理：门诊护士长和感染管理护士；二级管理：科护士长；三级管理：护理部副主任），加强门诊感染管理。建立科室感染管理控制小组，制定感染管理制度。

（六）加强知识培训，增强防护意识

感染管理科每年对全体医务人员进行两次以上的感控知识培训，使医务人员及时了解感染控制的新要求、新理念，掌握新方法、新技术并付诸实施。

（七）感染防控，人人有责

感染控制责任到人，分工明确，每月自查，不断改进不足。强化医务人员手卫生制度，无菌物品无过期、无失效；无菌技术操作时，严格遵守操作规程，加强医疗用品及医疗废弃物的管理。医疗、生活垃圾按规定分开放置、标识清楚，送医院指定地点集中处理。发现传染病或疑似传染病时，按规定上报疫情。就地隔离患者，接触患者物品根据疾病类型作相应处理。

（八）加强医院感染管理

感染管理科每月对门诊感染管理进行一次综合质量考核，考核结果与科室质量挂钩。做到预防为主、早发现、早汇报、早处理。科室感染管理护士定期对科室感染管理情况自查，进行科内通报，及时改进。

（康冰瑶　侯　蝶　徐秀梅）

第五节　预检分诊管理

一、预检分诊的概念

预检分诊（previewing triage）是依据疾病的严重程度以及治疗的优先原则，运用科学、准确的方法实施快速、有效评估，并按其病情的轻重缓急进行优先顺序分级的一种医疗服务行为。是主要依据主诉和临床表现，通过观察、判断及快速评估，区分疾病的隶属专科及轻重缓急，迅速安排就诊救治的一道程序。

二、预检分诊工作要求

门诊预检分诊工作的重要性在于能准确高效地对患者进行初筛分诊，尽早筛查出传染性疾病和普通专科疾病，及时阻断传染病的传播、扩散，做到早发现、早隔离、早报告，有效保障医院的医疗安全。

（一）预检分诊目的

识别传染性疾病和普通专科疾病，及时发现急危重症病例、传染性疾病，合理安排患者就诊，避免交叉感染，提高患者的就诊效率。

（二）预检分诊环境要求

预检分诊室设立在医院门口的位置，相对独立，通风良好，标识醒目，能够有效地引导患者就诊。完善分诊的精确性及语音宣教内容，播放当季传染病防治的相关知识及就诊注意事项。

（三）预检分诊护士资格要求

预检分诊护士应是工作 5 年以上，临床护理经验和专业抢救技能丰富，并且经过预检分诊岗前专业培训，有很强的感染防控意识、协调沟通能力，能够准确、科学、高效分诊，及时判断患者病情，并给予相应处理，正确引导就诊。

（四）预检分诊护士的培训

1. 门诊预检分诊护士应定期参加相关的感染管理培训，增强医务人员的消毒隔离意识，提高专业分诊能力。能掌握消毒液的配制和使用方法、正确洗手的方法、消毒隔离技术、医疗废物的正确处理方法等。

2. 门诊预检分诊护士应定期组织应急演练及急救技能培训，强化护士的风险防范意识，培养敏锐的观察力、判断力、应变能力。

3. 强化沟通技巧的培训，门诊患者看诊、停留时间短，患者或家属的年龄、文化背景、生活方式和宗教信仰不同，要求门诊预检分诊护士应具备良好的语言表达和沟通能力、要有微笑服务意识，短时间内获得患者信任。

4. 定期对培训效果进行考核，确保预检防控知识达到人人过关，提高预检分诊的规范性与合理性，保证分诊质量。督促预检分诊护士提高对传染病预防与控制工作的重视程度。

三、预检分诊物品准备

为做好传染病及普通患者的预检分诊工作，必须做好充足的物资储备，利于预检分诊工作的顺利开展。预检分诊处主要配备以下物品（表 2-1）：

表 2-1　预检分诊物品类型

防护用品	手卫生物品	普通物品	文书类用品	健康宣教单
医用帽子、外科口罩 / 防护口罩、面屏 / 护目镜、一次性手术衣、防护服、PE/PVC/ 无菌手套、鞋套	手消毒液、洗手液、擦手纸	额温枪或耳温枪、预检分诊登记表、流行病学史调查表、发热登记卡	签字笔、订书钉、分类笔记本、分类文件夹、分类文件袋、分类文件盒	正确佩戴口罩、七步洗手法、当季传染病宣教、传染病鉴别、分科分诊标准、发热患者的家庭护理等

1. **手持式红外额温枪 / 红外线体温检测仪**　可快速检测患者体温、有效分流进入医院的人流，避免发生人群聚集和交叉感染。

2. **耳温枪**　用于额温枪及红外线式体温检测仪检测出体温异常者的复测。

3. **常备防护用品**　传染病防护箱、防护口罩、一次性手消毒液、防护面屏/护目镜、一次性帽子、无菌手套、隔离衣、防护服、鞋套、环境消毒设备，以及其他备用物资。

4. **常用医疗设备**　血压计、听诊器、血糖仪、轮椅等。

5. **垃圾处置用物**　医疗垃圾、生活垃圾分开放置，设有黄色医疗垃圾桶，黑色生活垃圾桶。

6. **预检分诊相关材料**　预检分诊登记本、预检分诊卡，以及传染病、流行病、常见病、手卫生等健康宣教资料。

7. **其余物资**　隔离屏风，候诊椅、笔等。

四、预检分诊个人防护

预防分诊护士应严格执行手卫生和标准预防的防护措施。

（一）标准预防的概念

标准预防是将患者的血液、体液、分泌物、排泄物、汗液均视为有传染性。在接触上述物质、黏膜与非完整皮肤时必须采取相应的隔离措施。是针对医院所有患者采取的一种预防措施。包括既要防止血源性疾病传播，也要防止非血源性疾病传播；既要防止患者将疾病传染给医务人员，又要防止医务人员将疾病传染给患者，强调双向防护。

（二）预检分诊人员防护要求

1. 在标准预防上再做二级预防，要求穿戴一次性的工作帽、防护眼镜，防雾型面屏及 N95 防护口罩，防护服、无菌手套和鞋套，并且应严格执行手卫生。

2. **注意事项**

（1）戴手套前应检查手套有无破损。

（2）戴口罩时应注意检查其佩戴的严密性。

（3）佩戴医用防护面屏可不佩戴护目镜，二者选其一。

3. **消毒**　所有使用后的工作服用 250~500mg/L 含氯消毒药浸泡 30 分钟消毒，一次性防护用品未污染未破损可以紫外线消毒 1 小时后重复使用。

五、预检分诊流程

预检分诊护士负责门诊患者的预检分诊工作，根据《中华人民共和国传染病防治法》和《医疗机构传染病预检分诊管理办法》建立健全医院的预检分诊制度和流程。

在医院入口处设置预检分诊室，预检分诊护士应用专业知识对患者进行预检分诊。对于非感染性疾病患者从一看（神色）、二问（病史）、三判断（门诊/急诊）、四分诊的流程及时准确完成分诊。对于特殊患者如危急重症、休克、癫痫发作、晕厥等患者，立即进行就地抢救、做好生命体征的监测、保持呼吸道通畅、必要时建立静脉通道，并联系急诊科等进行进一步救治，做好病情记录和交接，对于发热或者疑似传染病患者进行流行病学史调查和初筛。对这类患者给予就地隔离或按传染病转运通道转运患者至隔离诊断室或隔离区进行诊断和治疗,并及时上报门诊部、医务部、医院感染管理部。

（郭朝容 陈 梅 黄 虹）

第六节 门诊职业防护

一、门诊职业暴露风险

（一）门诊职业暴露风险

1. 职业暴露的相关概念

（1）职业暴露:职业暴露(occupational exposure)是指从业人员由于职业关系而暴露在有害因素中,从而有可能损害健康或危及生命的一种状态。

（2）护理职业暴露:是指护士从事诊疗及护理活动中,被有害物或病原体侵入,引起护士自身的损害健康或危及生命的职业暴露。

2. 职业暴露的危险因素

（1）生物性因素:生物性因素主要包括细菌和病毒。常见的致病菌有链球菌、肺炎球菌、葡萄球菌及大肠埃希菌等;常见的病毒有流感、乙型肝炎病毒、柯萨奇病毒 A/B 组等。门诊患者多为初诊,疾病种类各不相同,检查不完善,一般未做传染病筛查,医务人员对门诊患者疾病无预知性,易致感染。

（2）物理性因素:常见的物理性因素,包括锐器伤;紫外线、激光等放射性危害;烧伤、烫伤、灼伤等温度性危害。门诊医务人员在诊疗患者过程中,可能受到各种医疗仪器、打印机潜在的辐射伤害。空气消毒机、紫外线消毒可损害皮肤、黏膜,眼角膜等。门诊患者人数多,陪同家属多,人流量大,环境嘈杂,噪声大,对护士的身心都有危害。

（3）化学性因素:化学性因素主要是指医务人员在从事规范诊疗、护理及检验等工作过程中,长期接触化学物品、各种消毒剂及麻醉废气等化学物质,从而造成身体不同程度的伤害。

（二）门诊手术室职业暴露风险

1. 血源性暴露风险 门诊手术室医务人员在手术诊疗过程中、收集或装载标本、处置术后用物等过程中易被患者的血液、体液、分泌物污染发生职业暴露。所以血源性感染是门诊手术室最大潜在职业暴露危险因素。

2. 化学性暴露风险 门诊手术室工作人员每日接触的各种清洁剂、消毒剂、气溶胶等都有着潜在的不良反应。门诊手术室常用的化学消毒剂有甲醛、含氯消毒剂、臭氧等,对眼睛、呼吸道、皮肤有刺激,并有致畸性、致癌性,严重者甚至引起肺水肿而死亡。高频电刀手术过程中产生的含有毒性的气溶胶可直接或间接排放在手术室内,通过呼吸道吸入和皮肤直接接触吸入体内发生职业暴露。

3. 物理性暴露风险   高频电刀使用中会有高密度的电流通过人体,如操作不当会导致机体灼伤,发生职业暴露。在门诊手术室,医务人员经常要与手术针、刀、剪、注射器等锐器接触,操作不熟练、术后用物处理不当和不良的个人操作习惯,易导致锐器伤的发生,增加职业暴露的风险。

二、门诊职业暴露防护

(一)职业防护的标准化流程(standard operating procedure,SOP)

1. 医务人员应遵守标准预防原则,对所有患者的血液、体液以及被血液、体液污染的物品均视为具有感染性的病原物质。

2. 按照《医务人员手卫生规范》WS/T 313-2019 要求,认真进行手卫生。

(1)洗手宜用流动水及速干手消毒液按七步洗手法规范搓洗,搓洗时间不少于 15 秒。

(2)洗手后用擦手纸擦手。

3. 在做侵入性诊疗、护理操作过程中,注意操作环境。

(1)工作空间光线明亮、整洁、操作空间适宜。

(2)特别注意防止被注射器针头、缝合针、刀片等锐器刺伤或者划伤。

4. 严密观察患者的情况,如果操作者感到不舒服或预感到患者可能出现不配合时,不能强行操作,应尽量寻求帮助,避免操作过程中发生医务人员和患者的损伤。

5. 严格规范操作

(1)禁止双手回套针帽,禁止用手分离使用过的针具和针管。

(2)禁止弯曲被污染的针具。

(3)禁止重复使用一次性医疗用品。

(4)安装/拆卸刀片用持针器,传递和接收锐器时要通过容器,不得手对手传递。

(5)使用后的锐器应立即直接放入锐器收集盒。

6. 对气性坏疽、破伤风、炭疽、朊粒蛋白感染疾病、艾滋病(acquired immunodeficiency syndrome,AIDS)、严重急性呼吸综合征(severe acute respiratory syndrome,SARS)、新型冠状病毒感染(coronavirus infection)等特殊感染患者的检验标本试管要注意盖紧瓶盖,并使用双层防护袋密封,防止外渗,标本应标明"特殊感染"。

7. 禁止将食品或饮料混置于医用的冰箱柜、抽屉、柜子里面。对于可能发生血源性病原体职业接触的工作场所,禁止进行进食、饮水、吸烟、化妆和摘戴角膜接触镜等活动。

8. 任何设备、环境或工作台面被血液或其他潜在传染物污染后应立即清洁和消毒;在处理血液或其他潜在污染物品的过程中,应避免喷洒溅落、飞扬或产生飞沫。

9. 门诊需配置必要的防护用品,以备需要时能够及时取用,具体要求如下:

(1)门诊各科室应配备合格、充足的预防与控制感染工作相关的设施和物品,包括体温计(枪)、手卫生设施与用品、个人防护用品、洁具、清洁和消毒灭菌产品和设施等。

(2)科室内的所有医务人员均知晓防护用品的放置位置,便于及时取用。

(3)职业防护用品箱每月清查一次,由2名护士清点,清点完毕后使用专用防护用品箱封条进行箱体两边封闭。

(4)取用后的职业防护用品箱应双人清点,补齐箱内所需防护用品后,注明更换后物品有效期,用封条上封。

(5)防护用品使用方法及时机按照医院感染职业防护管理制度及医院感染隔离预防制度要求选择及使用。

10. 科室医务人员应知晓并掌握职业防护相关知识,如标准预防、防护用品的使用、隔离技术、职业暴露处置与上报流程等。

(二)职业暴露处理流程

医务人员发生职业暴露后,立即进行以下处理:

1. 局部处理

(1)脱离污染环境,用抗菌洗手液和流动水清洗被污染的皮肤,用生理盐水反复冲洗被污染的黏膜。

(2)如有伤口应立即从伤口近心端向远心端挤压至出血,用肥皂液和流动水反复冲洗,用75%乙醇或0.5%聚维酮碘(碘伏)消毒伤口,并行包扎。

2. 登记和报告 发生职业暴露的医务人员,立即向科室负责人以及医院感染管理科进行报告,追踪暴露源的相关资料,认真填写职业暴露个案登记表并由科室主任或护士长审核后报医院感染管理部。

3. 风险评估 医院感染管理科接报告后,立即对该起职业暴露进行风险评估,如发生乙型肝炎病毒(hepatitis B virus,HBV)、丙型肝炎病毒(hepatitis C virus,HCV)、梅毒职业暴露,由院感专职人员完成风险评估;如发生人类免疫缺陷病毒(human immunodeficiency virus,HIV)职业暴露,在院感专职人员初步评估后需要进行药物阻断治疗,立即到疾控中心就诊尽快预防用药。

4. 常见职业暴露分类及处理流程

(1)锐器、血液及体液职业暴露处理流程见图2-2。

(2)HIV阳性患者处理流程见图2-3。

(3)艾滋病职业暴露处理流程见图2-4。

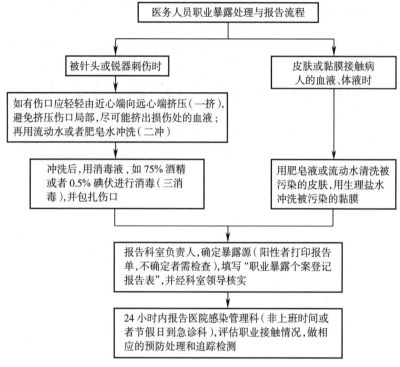

图 2-2　锐器、血液及体液职业暴露处理流程

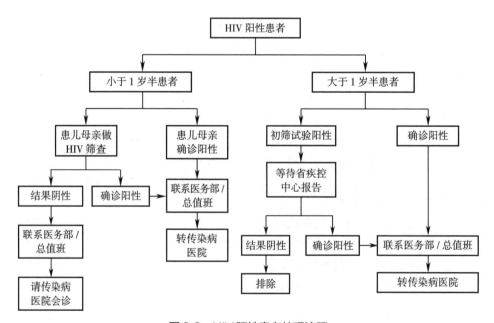

图 2-3　HIV 阳性患者处理流程

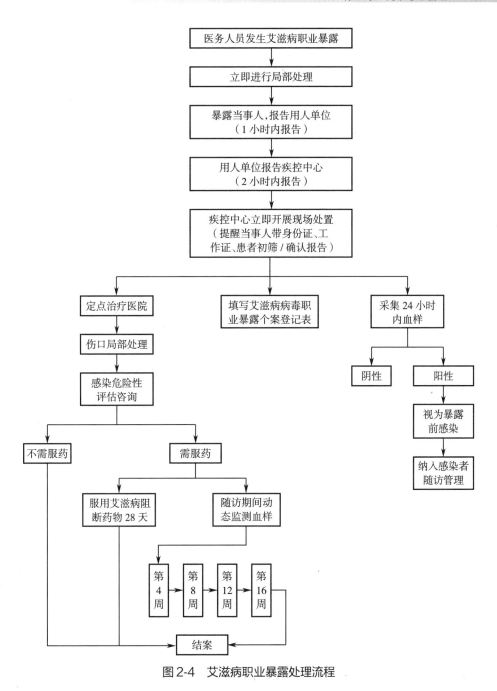

图2-4 艾滋病职业暴露处理流程

（罗 丹 王玲宁 杜帅辉）

第三章 门诊护理质量与安全管理

第一节 门诊护理质量管理

一、门诊护理质量管理概念

管理是通过对资源的计划、组织、领导和控制,以有效果和高效率的方式实现组织目标的过程。护理质量是指护理工作为患者提供护理技术和生活服务效果优劣程度的评级指标,即护理效果的高低。护理质量是护理过程中形成的客观表现,是衡量护士的素质、护理管理水平、护理业务技术和工作效果的重要标志,是护理工作中必不可少的保证。

质量保证是护理工作开展的前提,护理服务的对象是人,护理工作质量的优劣,直接关系到患者生命的安危,所以护理工作必须保证质量,同时要保证护理质量的持续改进。护理质量管理要求用现代科学管理方法,建立完整的质量管理体系。

二、门诊护理质量管理架构

门诊护理质量管理架构由组长、副组长和组员组成。

(一)组长

为护理部主任和安全管理委员会,负责制订护理质量管理的总体规划、工作计划及措施,并督促和监督计划的实施。

(二)副组长

为门诊各护理单元护士长、副护士长、专职质量管理人员和护理质量管理委员会其他成员。负责护理质量管理计划实施的总结、分析,研究护理质量中存在的问题,提出改进措施,并督促及时加以改进。

(三)组员

为门诊各护理单元的护士,为护理质量的具体实施者,各护理单元设质控小组,按护理部护理质量考核标准对门诊护理单元进行检查、分析,对存在的问题及时整改。

三、门诊护理质量与安全指标

指标是管理者设定的目标、是推进工作和评估改善的重要工具,指标最重要的作用就是提供统一、同质的工具。护理质量敏感指标是通过对护理数据的采集、汇总、分析,从而总结出护理质量和护理操作的效果指标。

(一)实现门诊护理质量与安全指标的措施

1. **落实门诊护士岗位职责** 医院和科室制定各项规章制度和操作规程等,

定期培训考核,达到人人掌握,指导和帮助门诊护士按照岗位职责完成好工作。严格落实患者安全目标,作为每月门诊护理质量管理的重要指标并按要求上报。每月门诊护理质控小组进行检查、分析,对存在问题及时整改,不断提高门诊护理质量和服务水平,提高患者就医满意度。

2. **人力资源配置合理,护士分工科学**　护士长按照护士能级做到护士科学分工、人力资源配置合理,根据门诊工作的特殊性实行弹性排班,最大限度地优化人力资源使用,和工作质量与安全的保证。每位护士都有职业发展目标和计划。

3. **及时有效沟通**　门诊护士工作中比较多的是与患者、家属等的交流沟通、健康知识的宣教,因此有效的沟通尤为重要。做好与患者的及时沟通,对患者提出的意见和建议要认真对待,才能不断优化就医流程,改善就医体验。做好与门诊医生的及时沟通,协调配合,保证门诊工作有序顺利进行,减少和防止医疗投诉的发生。

4. **督促医院感染管理措施的落实**　医务人员严格按照医院感染管理要求做好医院感染的预防与控制,发现传染病要及时做好防护和隔离、及时填报《中华人民共和国传染病报告卡》,做好环境的清洁消毒等。

5. **做好健康教育**　可在医院公共区域张贴健康教育宣传资料、发放健康教育手册、候诊区视频播放专科疾病防治知识,也可开设集体健康教育讲堂等多种形式,为患者和家属提供健康科普知识,提升民众的健康意识和家庭/个人的护理能力。

6. **以教促学不断提高护士工作能力**　在教学活动过程中护士的专业知识和技术得到不断提升和巩固,口头表达能力、沟通交流技巧都得到提高,就能更好地实施高质量的护理服务,保证患者的安全。

7. **做好患者满意度调查及整改**　每月完成规定数量的患者、家属满意度调查,对提出的意见和建议,及时分析原因及时整改。对于本部门不能完成的整改,及时提交相关部门配合解决,持续改进不足,为患者提供高质量的门诊医疗服务。

(二)门诊护理质量管理方法

1. **自查**　门诊各护理单元成立质量管理小组,该小组由不同层级护士组成,小组每月按护理部制订的护理质量考核标准和各护理单元制订的护理质量管理指标逐项自查自评,并将自评的原始资料完整保存,每月按时将检查小结交护理部。

2. **日查房**　门诊各护理单元护士长、副护士长或质控组长每日对所管辖区的人员、物资、环境等进行常规检查。对护理质控检查发现的问题要重点追踪,确保整改到位。

3. **督查**　护理部定期对门诊各护理单元按护理质量考核标准进行逐项检

查,发现的问题当场反馈,护理单元要有原因分析和整改措施,以及整改后复查情况是否合格的书面报告。

4. 抽查　护理部或门诊各护理单元,对护理工作中反复出现的问题,要进行定期和不定期抽查整改情况。对抽查到的问题进行复盘和责任科室做原因分析。

5. 夜查房　护理部组织各科室护士长对全院各科室,包含夜门诊的护理工作质量、危急重症抢救、急救物资、无菌物品管理、文件书写等情况进行检查,督促护士保证夜班工作质量。

6. 运用质量管理工具分析问题　应用质量管理工具(检查表、鱼骨图、控制图、直方图等)及 PDCA 循环对护理质量管理中出现的问题进行分析,提出改进措施,持续改进。

四、门诊护理质量管理制度

(一)门诊护理质量管理制度

1. 建立三级护理质量控制体系,根据全院护理质量与安全工作计划,结合妇科、产科、儿科门诊工作特点和重点,讨论、制订门诊护理质量管理工作计划和措施,并督促计划的实施。

2. 根据护理工作发展要求及患者需求,定期修订各项护理质量控制标准,使标准贴合实际、合理合法。

3. 成立门诊护理质量管理小组,定期组织召开门诊护理质量与安全管理会议,分析、研究护理质量中存在的问题,提出改进措施,并督促及时改进。

4. 安排专人负责护理质量控制工作,做到每年有工作计划,每月有问题汇总,每日有区域巡检,及时发现记录护理工作中存在的问题,对问题持续改进、定期报告反馈。

5. 定期收集患者家属意见,对意见及建议进行综合分析、讨论,应用质量管理工具及 PDCA 循环持续改进护理质量工作。

6. 指导新业务、新技术开展,促进专科护理发展。

7. 定期组织护理业务学习、管理查房、抢救操作培训等,定期考核护士的操作技能和理论知识;鼓励护士参与院内外继续教育学习,不断提升业务水平和综合素质。

8. 加强门诊基础设施的规范管理,定期组织应急情况演练,科室负责人对节假日的护理工作进行检查督导,以保证门诊护理质量的一贯性,为患者提供持续且质量均衡的门诊诊疗服务。

(二)门诊预检分诊护理质量管理制度

1. 根据《中华人民共和国传染病防治法》《医院感染管理办法》《医疗机构传染病预检分诊管理办法》《消毒管理办法》《医疗卫生机构医疗废物管理办法》《医院隔离技术规范》制订门诊预检分诊护理质量管理工作计划和措施,并督促实施。

2. 按医院护理部、门诊部要求标准成立护理质量管理小组,组长组织组员制订护理质量考核标准,专职质控人员负责每月护理质量控制的检查、问题汇总、分析、提出整改措施并督促实施。

3. 定期检查院感管理措施落实情况,如无菌物品有效期、环境消毒情况,环境的清污分区、整洁、有序,物品分类规范放置等。

4. 定期检查预检分诊工作质量,预检分诊护士培训考核合格后取得准入资格,科室定期组织培训和考核,保证护士能胜任预检分诊工作。根据分诊标准,追踪分诊质量,对漏检、错分情况共同讨论分析原因,提高护士的知识水平和分诊能力。

5. 定期召开科室护士沟通会,对发现的问题及时反馈,在护士长的组织下共同商讨改进措施。

6. 预检分诊护士能应用质量管理工具及 PDCA 循环对质量控制中出现的问题进行分析,提出改进措施,定期根据工作需要修订预检分诊护理质量管理制度,持续质量改进。

(三)门诊手术室护理质量管理制度

1. 在护理部管理下,根据全院护理质量管理方案制订科室工作计划、措施并组织实施。

2. 根据护理部质控组计划,科室成立相应的质控小组,即护理文件书写、技术操作、抢救物资与技能、临床护理安全、感染管理、设备管理、健康教育、教学、物资管理九个质控小组。

3. 质控组按各类护理质量考核标准进行自查、考核,分析本科室存在的问题,及时整改,并评价整改后的效果,使护理工作持续改进,提高护理质量,保障患者医疗安全。

4. 护理质量与安全管理计划

(1)自查:科室质控小组每月按全院护理质量考核标准逐项自查自评,对存在的问题及时分析整改,对不确定的因素,向护士长汇报,力求规范。每月将自查的原始资料记录完善并保存,定期分析总结。每月文件书写至少检查 20% 的病历,护理质量与安全至少检查 20% 的病历,技术操作至少检查 30% 的护士,平时不定期抽查常发生的问题,各质控小组发现的问题,当场及时反馈指正。每月科室例会上将各小组检查及整改情况进行通报,督促护士规范工作,保证护理质量和安全。

(2)持续改进:护士长每月组织各质控组讨论分析护理部质控检查及科室质控小组自查等发现的问题,提出整改措施,督促落实。

(3)自查安排:见表 3-1。

表 3-1　自查安排表

时间	内容
第一周	文件书写、抢救物资与技能、设备管理
第二周	技术操作
第三周	感染管理、教学
第四周	临床护理安全、物资管理

5. 质控组成员及职责

（1）护士长：负责每月组织召开科室护理质量分析讨论会；全面负责科室质量管理。

（2）组长：完成每月的科室质控自查工作，做好记录和分析，提出整改措施；参加每月的质量分析会，落实整改措施；负责培训护士相关知识与技能；规范护士的各种行为与督促制度的落实。

（3）成员：负责科室文件书写、技术操作、抢救物资管理与技能培训、医院感染管理、临床护理安全、设备管理、健康教育等的落实，督促护士规范执行各种制度，保证护理质量。

五、门诊护理服务质量的影响因素

（一）门诊部工作人员服务礼仪

1. 仪表

（1）工作服：工作人员在上班期间应着医院工作服，统一白色工作鞋及白色袜子，规范佩戴胸牌。保持工作服的干净整洁，如有脏污的衣服须及时更换。

（2）头发：长发应使用统一的发饰装束，短发不过肩，刘海不过眉，鬓发不遮耳。发色不宜过于鲜艳夸张。

（3）指甲：指甲不过指端，不涂有颜色的指甲油。

（4）饰品：工作期间不佩戴戒指、耳坠等首饰，脚饰不宜外露。

（5）妆容：宜化淡妆，忌浓妆艳抹。

2. 仪态

（1）表情：亲切、自然，给人以安全感，微笑服务，避免表情呆板、语气生硬。沟通交流时与患者平视，进行适当的眼神交流。

（2）站姿：挺胸、收腹、头正、颈直、肩外展，臀部收紧，双手轻握置于下腹部或自然下垂于身体两侧，双腿并拢，双脚稍分开，身躯正、直、重心上提，忌倚靠墙、门、桌椅等。

（3）坐姿：入座轻缓，上身端正挺直，双膝并拢后收，双手置于腿上，端庄得体，不得前俯后仰，忌懒散失雅的坐姿。

（4）行姿：抬头挺胸、收腹提臀，以胸带步、自然摆臂，弹足有力、柔步无声，肌肉放松舒展自如,步履紧张有序。

（5）动作:轻、柔、稳、准、有条理,忌抓耳挠腮、指手画脚。

3. **语言**

（1）统一使用普通话,如遇年长或者普通话沟通困难的患者可使用方言。

（2）语气亲切温和,语速、音量适中,如遇听力障碍患者适当提高音量,使交流有效。

（3）使用文明、礼貌用语,与患者沟通使用"先生、女士、叔叔、阿姨"等称谓;同事间使用"老师"等称谓。

（4）接听电话时:"您好! 这里是××科,请问有什么可以帮您?""请稍候"等。

4. **行为**

（1）工作环境中,不得手叉腰、背手或将手插在衣裤口袋里,忌勾肩搭背、身体摇晃。

（2）工作时间内,不做与工作无关的事,禁止玩手机,不在患者面前接听私人电话,将手机调成静音,工作电话尽量使用座机;不在公众场合讨论患者病情,保护好患者隐私。

5. **患者服务**

（1）执行首问负责制,首诊医务人员对患者的提问及合理需求给予及时的回应和处理,不推诿。

（2）增强主动服务意识,做到有意识地换位思考,用真诚、热情的态度接待患者,尽力做好患者及家属的沟通解释工作。

（3）加强巡视,及时发现问题,以便提供准确有效的帮助。

（4）加强护士自身和患者的情绪管理,实行主动护患沟通模式,避免发生矛盾或激化矛盾。

（5）熟练掌握业务技能,精通各项专业知识,提升业务水平,为患者提供更专业的门诊服务。

（6）不断优化就诊流程,减少患者候诊时间和跑路距离,提升就医流畅性。

（二）安全卫生环境及便民设施

1. 增强医务人员医院感染管理意识,严格执行手卫生制度。

2. **做好环境清洁** 做好保洁人员管理、医疗垃圾分类管理,完善和加强门诊环境卫生监测。

3. **优化门诊布局** 按功能分区,使各功能区便民化、实用化。设置便民服务设施,如各楼层提供轮椅、充电宝、开展志愿者指引服务。

4. **标识清晰准确** 能正确引导患者和家属到达目标科室,有危险的地方如开水间,设置防烫防滑提醒标识,并放置防滑地垫,防止患者跌倒、烫伤。

5. **安装安全报警器** 诊断室内、卫生间等安装报警器。

6. 安排保卫人员定时进行安全巡视,如发生意外事件,立即启动应急预案,实施紧急处置。

(三) 门诊各科室人力资源分配

人力资源分配是指在具体的组织或企业中,为了提高工作效率、实现人力资源的最优化,对组织或企业的人力资源进行科学、合理的配置。科学的人力资源配置可以减轻护士工作负担,同时达到良好的医护配合效果,细化门诊护理工作岗位,从而提高门诊护理的质量。

六、提高门诊护理服务质量的方法

门诊部是医院的重要组成部分,作为医院的窗口科室,是患者就诊接触到的首要科室,直接影响患者对医院的整体印象,因此,为患者提供优质的门诊诊疗服务,是门诊护士的重要职责。

(一) 提高门诊护理服务质量的意义

1. 有利于坚持"以人为本、以患者为中心"的服务理念,为患者创造系统化、优质化、人性化的服务,改善患者的就医体验,形成良好的就诊秩序。

2. 有利于提高护士专业技能,培养高素质人才,同时引导护士在工作中不断强化服务意识、质量意识、窗口意识、创新意识,建立"以患者为中心"的临床思维模式,真正做到优质护理服务。

3. 有利于改善门诊就医环境,建立门诊优质护理服务模式,进行科学化、规范化、制度化、人性化管理,提升门诊的服务效能,打造医院良性竞争品牌。

4. 有利于满足时代对医疗进步的要求,有利于打造和谐的护患关系,促进社会的和谐发展。有利于促进门诊护理学科的发展,使护士获得职业成就感,使民众获得更好的医疗护理服务,提高生命质量。

(二) 提高门诊服务质量的方法

1. 提高门诊护理服务的及时性

(1) 增强主动服务意识:主动热情地接待患者,为患者提供一站式护理服务。对患者就诊全流程进行管理,给患者提供全方位的帮助。每年开展护理服务之星评选活动,建立优质护理服务评价体系,从多角度对护士进行评价,增强护士的主动服务意识。

(2) 及时优化流程,缩短排队等候时间:用信息化改变传统的就诊流程,优化后就诊流程可以是:网络上预约挂号→分时段就诊→二次分诊→候诊→就诊→自助缴费→检查→取药→离院。针对检查集中情况对护士进行弹性排班,同时采用错峰分区域检查,并根据当日患者人数及时调节,避免患者等候时间过长。

(3) 培训高素质的门诊护理服务队伍,提供高效率服务:每周进行培训,培养门诊医务人员独立案例分析能力,及时为患者处理问题;定期对门诊全体人员进行职业道德培训,培养主动服务意识。

（4）建立长效反馈机制，及时解决存在问题：建立科室质量管理小组，定期召开会议，以需求为导向，多部门联合，持续改进工作，列举科室问题进行讨论，由护士提出解决方案并持续改进，提高服务及时性。

2. 增强门诊护理服务的智能化

（1）依托医院官方APP：为患者提供办卡、预约挂号、手机报到、候诊查询、自助缴费、检查预约、报告查询、院内导航等服务，增加并完善自助机、公众号等信息平台为患者提供便利，信息化助力提高门诊服务品质，全方位精准地为患者服务。

（2）构建"线上咨询"平台：患者可以通过图文、电话、视频等形式与线上的医务人员进行交流，足不出户就可以进行相关问题的咨询与指导，极大地方便患者答疑解惑。通过"互联网+"改变传统的就医模式，重建医疗就诊流程，发展在线问诊服务，进一步完善门诊医疗护理信息化建设。

（3）提供"线下邮寄"服务：患者通过线上与医生咨询后，可自行选择药物的配送方式（快递配送或到院自取），配送药物的使用方法可通过医院官方公众号提供的用药指导遵医嘱使用，快递配送将药物邮寄到家的方式，避免患者在医院与家之间的来回奔波，极大地减少了患者时间、经济及人力成本的消耗。此外，线下办理邮寄检验检查报告的服务，也为非本地患者提供更便捷的医疗服务。

3. 推进门诊护理服务的精细化

（1）树立精细化管理理念：培养护士精细化护理理念，坚持"以患者为中心"开展门诊优质护理服务；健全门诊护理管理制度，运用PDCA、RCA、QCC等管理工具对门诊管理流程进行持续改进；制订护士培训考核机制，从知识与技能、能力、职业素养等几方面进行综合考评，让护理管理向精细化转变。

（2）促进健康教育及心理护理：设立妇科、产科、儿科健康知识宣教室，护士加强疾病及基础护理健康宣教，提升治疗依从性，主动规避诱发因素；同时对患者及家属进行心理辅导，鼓励患者参与自身治疗，缓解不良情绪，实现"治未病"。

（3）打造护理专家特色门诊：设立妇科、产科、儿科专科护理特色门诊，如流产后关爱（post-abortion care，PAC）咨询门诊、成人PICC随访管理门诊、母乳喂养门诊、分娩咨询门诊、伤口治疗门诊、心理咨询门诊等，鼓励优秀的护理专家出门诊，满足患者需要的同时促进护理学科的专科性发展。

4. 优化护士人力资源配置，充分发挥人员主观能动性。改善护士人力配置，人尽其用，减轻工作压力，降低护士工作疲惫感，提高护士工作满意度，激发护士工作激情，确保高质量护理服务。

（罗　莉　蒋丽娟　杜玉彬）

第二节　门诊安全管理

一、门诊安全管理制度

（一）门诊部安全管理制度

1. 严格执行国家、省、市有关的管理制度，按照医疗处理规范治疗，避免发生医疗事故，遇有国家认定的重大传染病及时上报医院及主管部门，并采取相应隔离防护措施。

2. 做到安全用电，不得超过额定负荷，禁止使用医院采购外的电器，严禁私拉乱接电源，必须做到人离开后切断一切电源，增强安全意识和节能意识。

3. 落实防火安全管理制度，医务人员应了解消防常识，掌握消防器材的使用方法；药品与易燃品必须采取防火隔离措施，并同其他物品分开管理；氧气筒存放严格做好防热、防火、防震、防油。至少每半年举行一次消防演练。

4. 严禁擅自使用消防器材，破坏消防设施，室内禁止存放易燃、易爆物品，全门诊禁止吸烟，禁止在有电源处、消防通道堆放杂物。

5. 制订火灾、地震、防踩踏、防跳楼等应急预案，并定期进行实地演练。

6. 维持良好医疗秩序，就诊环境安静整洁安全。做好分时段就诊，减少人流量，各区域医务人员在巡视中发现有危急重症患者或需要帮助的患者，立即采取相应措施。

7. 及时发现安全隐患并处理，保证门诊就诊患者安全，如地面水渍、就诊椅损坏、检查床损坏等，都应及时处理。

8. 各诊区工作结束后锁好门窗，妥善保管公共财物、办公设施及物品。

9. 加强医德医风建设，廉洁行医，做好纠纷、投诉等患者接待工作，提高患者满意度。

10. 全体医务人员提高安全防范能力，安排治安巡逻员每日进行安全巡视检查，发现有异常或可疑人员及时查询。各类节假日前，部门组织安全大巡查，对于检查问题及时落实整改。

（二）首诊负责制度

首诊负责制是指第一次为患者接诊的医师为首诊医师，首诊医师在一次就诊过程结束前或由其他医师接诊前，负责对患者的检查、诊断、治疗、抢救等全程诊疗管理的制度。首诊负责制使门诊患者能够得到及时、连续、有效的诊疗，避免科室间相互推诿患者，从而保障医疗质量安全。

1. 首诊医师在接诊过程中必须详细询问病史，进行必要的检查和处理，对于明确诊断的患者要及时治疗或提供处理意见，对于诊断尚不明确的患者要在对症治疗的同时寻求上级医师或相关科室的帮助，或通过院内转诊系统转诊至相关科室继续诊疗。

2. 发现急、危、重症患者时，首诊医师应积极采取抢救措施，并与相关科室协调会诊和转诊事宜。危重症患者如需检查、住院或转院者，首诊医师应陪同或安排医务人员陪同护送。

3. 首诊医师在组织相关人员会诊、决定患者收住科室等医疗行为时具有决定权，任何科室及个人均应积极配合，不得以任何理由推诿或拒绝。

4. 因未执行首诊负责制度导致不良后果的，由未执行首诊负责制度的科室承担责任；未执行首诊负责制，但未造成不良后果，相关医务人员和科室应按照医院管理制度予以相应处罚。

（三）危急重症患者优先处理制度

为切实做好门诊危急重症患者的抢救及后续治疗工作，提供快速、有序、有效和安全的诊疗服务，尽最大可能保证患者的生命安全，特制定本制度。

1. 建立优先处置通道，符合条件者立即启动优先处置流程。符合优先处置通道的患者包括高热惊厥、阴道大出血、异位妊娠、妊娠子痫、子宫破裂、各种心搏呼吸骤停、严重心律失常、急性脏器功能衰竭、昏迷、休克等病情危急，如果不及时处理可能出现危及生命或造成身体严重损害等情形。

2. "优先处置通道"处置流程明确。发现病情危重患者，立即就地平卧，呼叫就近医务人员到达现场，快速评估和抢救，如心搏呼吸骤停者应立即行心肺复苏术。急救完成后与相关科室医务人员交接患者情况，并记录好整个抢救过程。

3. 切实执行接诊医师对门诊危急重症患者的首诊负责制。

4. 门诊患者是否进入"优先处置通道"，由接诊的当班医生根据病情确定，凡进入"优先处置通道"的患者，不需要办理挂号和候诊等手续，立即给予抢救，提供全程服务。全体医务人员必须严格执行"优先处置通道"处理流程，如发现推诿或呼叫不应的个人和科室，除按规定处理外，根据影响患者抢救的程度追究其责任。

5. "优先处置通道"的危急重症患者需入院抢救的，由首诊医生、护士护送到住院部，并与住院部医生做好病情、抢救经过、用药等交接，入住后再补办入院手续。

6. 危急重症患者经抢救病情平稳后，如为非所属专业疾病或多科疾病，应报告科主任及医院主管部门及时组织会诊。

7. 对群体伤及突发公共卫生事件且病情危重者，在积极救治的同时要上报行政总值班，必要时上报主管副院长、院长及卫健委。

（四）门诊医疗纠纷的防范与处理制度

为加强门诊投诉管理，规范投诉处理程序，保障医患双方合法权益，根据医院的实际工作情况及医疗纠纷的特点及《医疗机构管理条例》《医疗事故处理条例》《信访工作条例》《卫生信访工作办法》等法律规章制度,制定本办法。

1. 门诊成立医疗纠纷突发事件接待小组,如门诊区域内发生医疗纠纷时,先由指派人员负责调解,调解不满意则由门诊医疗纠纷突发事件接待小组接待,必要时请医务部、沟通办一起接待患者或家属,进行调解处理。

2. 医院保卫部成立纠纷现场警卫组,负责维持现场治安秩序和组织、警戒、预防患者及家属对医务人员实施暴力造成人身伤害,防止医疗纠纷升级。

3. 门诊各科室应按照"首诉负责制"的要求做好患者投诉的接待处理工作,并主动配合职能部门协调处理相关投诉。

（1）实行属地负责制,投诉人在临床、医技科室或各窗口投诉的,各科室为首诉负责科室。

（2）投诉人通过电话或到投诉接待点进行投诉的,被询问的第一位工作人员即为首诉负责。首诉负责了解投诉人投诉事由后应当耐心细致地做好解释工作,稳定投诉人情绪,避免矛盾激化。

4. 建立医德医风文件资料库,记录及统计历年门诊部接待群众来访原始资料;建立院长信箱和网络等来信处理登记表;医德医风及行风建设学习记录;门诊医务人员表扬、投诉登记资料。每月分析患者和家属投诉问题的种类,做好医德医风台账,积极改进不足。

5. 开展与医疗纠纷法律、规章等相关的教育交流活动,增强医务人员的法律意识,做到依法行医、廉洁行医。

（五）门诊投诉接待处理制度

门诊投诉,主要是指患者及其家属等有关人员（以下统称投诉人）对医院提供的医疗、护理服务及环境设施等存在争议,以来信、来电、来访等方式向医院反映问题,提出意见和要求的行为。

1. 设置多个投诉途径

（1）设置门诊投诉电话（周末、节假日也应有人接听投诉电话）。

（2）投诉接待地点:①投诉人在门诊各咨询台、医技科室或各窗口均可投诉,临床医技科室、各咨询台或各窗口为投诉第一接待点。②门诊现场投诉接待点:门诊办公室。③医疗质量投诉接待点:医患沟通办公室。④物价投诉接待点:门诊收费室。⑤医德医风投诉接待点:纠风办公室。⑥行风案件和重大违规违纪举报接待点:纪检监察办公室。

（3）医院在公共区域和显著位置设立意见箱,并在咨询台提供患者意见登记表等,为患者投诉提供方便。

（4）通过上级管理部门、卫生热线、消费者网、市长热线等进行投诉的,通过医院行风办转门诊部处理。

（5）门诊医疗纠纷突发事件接待小组统一指挥,发生投诉或纠纷事件后各科室部门分工合作。

2. 各科室的职责职权

（1）门诊办公室：设行风联络员，负责医德医风、医疗质量及医疗服务相关投诉的调查处理。

（2）各科护士长负责本科室护理质量及护理服务方面投诉的调查处理。

（3）各门诊区域负责人负责区域内就诊、服务质量有关投诉的调查处理。

（4）财务部负责收费相关方面投诉的调查处理。

（5）门诊部负责挂号、缴费流程、医保服务相关方面投诉的调查处理。

（6）其他涉及后勤管理、设备物资部、信息管理或保卫部方面的投诉，由相关部门负责调查处理。

（7）医院总值班负责下班时间和节假日的投诉受理，并在工作时间及时报纠风办。

3. 投诉流程 见图 3-1。

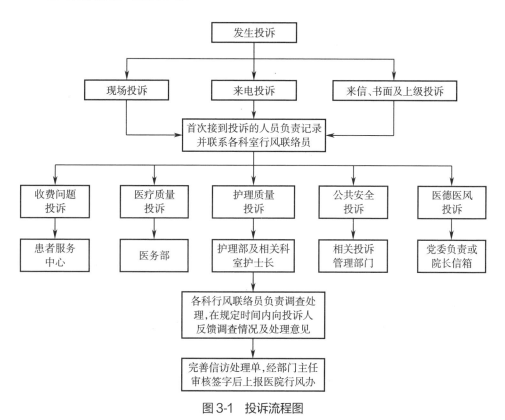

图 3-1 投诉流程图

（六）患者隐私保护制度

为切实落实《执业医师法》《医疗机构管理条例》等法律法规和《医务人员医德规范》规定，门诊应坚持以人为本，尊重和保护患者隐私，维护患者的合法权益。

1. 医务人员在诊疗过程中严格依法执业,遵守职业道德规范,树立保护患者隐私的观念,增强保护患者隐私的意识,强调保护患者的隐私权利,在行医过程中自觉尊重患者隐私。

2. 在诊疗活动中,尊重患者的价值观、宗教信仰、人格尊严,对待患者不分民族、职业、地位等,均应一视同仁。

3. 坚持一医一患制度,即患者依次排队候诊,在同一时间内,一个诊断室只接待一位患者进行诊疗活动。

4. 门诊各临床与医技科室必须为患者提供良好的诊疗环境,切实保护患者隐私。

5. 查阅或复印患者病历时,需要凭本人身份证办理,若本人无法办理,需持有委托书。

6. 患者有权从医师处获知自己的诊断、治疗以及预后情况,并且应使用患者可以理解的字句。如果基于医学或者患者情绪上的考虑,认为患者不宜得知上述消息,医师务必将此情况告诉患者的重要亲属。此外,患者也有权利知道主治医师的全名。

7. 在诊疗活动中,若患者不愿意接受医疗与教学活动同时进行,医学生应回避。

8. 所有工作人员不得泄露患者的个人信息,包括患者的姓名、性别、年龄、住址、电话、工作单位、电子邮件、疾病情况等。

（七）门诊危急值报告处理制度

为切实落实门诊危急值报告制度,保证"危急值"能够得到及时准确反馈,便于临床医生迅速处置,从而使患者得到及时有效的救治,保障医疗质量安全,故制订以下措施:

1. 加强培训,全体门诊医务人员知晓临床危急值报告制度及处理流程。

2. 保证信息通畅,"危急值"报告对话框可在医院信息系统(hospital information system, HIS)医生或护士的个人账号界面中弹出,由护士通知医生或医生自行查看,录入处置信息后对话框消失。

3. 上班时间各岗位医生护士密切关注 HIS 系统,若"危急值"对话框弹出须及时处理。

4. 医技科室预留各诊区办公座机电话及门诊护士长、护理组长手机,如有必要可电话联系并记录。

5. 定期与医技部门、检验科室核查上报记录,注意有无漏报、错报现象。

6. 对危急值报告制度落实情况纳入科室绩效考核。

（八）门诊查对制度

为保证患者安全,正确执行诊疗措施,严格执行门诊查对制度。门诊查对范围为就诊前、执行医嘱、各种操作前后、进行各种检查前、登记各种资料表格前,均需要进行查对。

1. 门诊常规就诊查对制度

（1）患者就诊前：查对姓名、登记号。

（2）患者进行妇科、产前检查前：查对姓名、登记号。

（3）患者登记各种资料表格前：查对姓名、登记号。

2. 门诊注射药物查对制度

（1）门诊注射室负责执行门诊开出的各种注射操作，包括皮内、皮下、肌内注射，患者持有门诊电子注射单方可进行注射。

（2）注射药物时需注射护士与患者或陪同家属共同执行双人查对。

（3）注射药物时进行"三查八对"，查对内容包括患者姓名、登记号、药名、剂量、浓度、用法、用药时间、药品有效期。注射药品由患者本人或者家属保管，注射前清点药品，检查药品名称、剂量、质量、标签、有效期、批号，如不符合要求，不得使用。

（4）注射前，询问有无过敏史，注意药品的配伍禁忌。

（5）注射时注意观察患者的情况，如有全身不适应立即停止注射。操作中注意保护患者隐私，严格执行无菌技术操作规程。

3. 门诊标本查对制度

（1）妇幼专科医院门诊普通标本主要包括白带、液基细胞学（liquid based cytologic test, LCT）检查、人乳头状瘤病毒（human papillomavirus, HPV）分型检测、HPV-DNA 检测等，需医生及护士双人核对，并标注清楚患者姓名、登记号、必要时标注取材部位，交由患者或家属送检。

（2）阴道镜下活检病理标本查对制度：①阴道镜检查室护士完整收集病史，准确注明患者检查部位，并向检查医生清晰汇报。②检查中病理标本取出后，放入固定瓶前，由检查医生与护士进行双人严格查对，查对内容包括患者姓名、登记号、标本取材部位。③查对无误后在标本固定瓶瓶身标注患者姓名、登记号、标本取材部位。④结束阴道镜检查后由患者本人或家属与护士双人再次查对病理标本瓶上标注的患者姓名、登记号、标本取材部位。⑤送检员送检前再次与护士双人查对标本。⑥标本送至病理科时，送检员与病理科接收员完成送检标本的最后查对。

二、门诊安全管理方法

（一）日巡查

在门诊管理中，重要的一项工作内容为日常巡查，其目的是为降低临床医疗护理风险。日巡查是一项包括对患者、医务人员、医疗护理技术、药物、环境、设备、医疗护理制度与程序等风险因素进行管理的活动，门诊管理者需要对工作存在的风险进行识别、评价、处理和效果评价。

1. 门诊存在的风险

（1）环境因素：就诊高峰时段，患者在单位时间内大量集中在候诊区，日巡查时对于涉及安全隐患的地面湿滑、人群拥堵、电路使用等,都是要及时处理的重点。

（2）护理因素:护士的自身素质、专业知识、技术水平、临床经验和工作能力参差不齐。个别护士对专业知识欠熟悉,对急救器械的使用方法不熟练,出现突发事件时处理不及时或不知如何处理;而部分护士长期在一线与患者交往,可能出现缺乏热情、关心,态度冷漠;此外,因工作量大、突发事件多、风险高也给门诊护士造成一定心理压力,极易造成护士注意力不集中,出现护患纠纷。

2. 日巡查内容

（1）环境管理:诊断室及分诊台物品放置要规范、有序、整洁;无菌物品在有效期内,摆放科学、规范,便于使用;候诊区提供各类产科健康教育的资料,让患者及家属在候诊时科普学习。

（2）具备处理突发事件的能力:抢救物资定点放置、备齐各种急救药物和物品。每日专人检查,及时补充物品和药物,所有急救物品均处于完好备用状态,护士具备专业的业务能力和熟练的抢救能力,能够熟练操作急救设备和应对突发情况。科室应定期开展相关培训,以提升护士的应急处理能力和抢救技巧,确保实施高质量的抢救措施。

（二）节前大检查

为了保证节假日期间门诊医疗质量和安全,在节假日前 2~3 天门诊部对整个区域进行人员安排、物资储备、消防安全、环境安全等检查,检查内容及方法如下:

1. 人员安排　检查各诊区出诊医生专业、年资搭配是否合理,护士人力资源安排符合能级搭配,保洁工人能满足开诊区域清洁工作及时完成。

2. 物资储备　重点检查抢救物品、器械、备用物品的准备情况、完好率及管理。医嘱执行情况;医疗垃圾存放及处理;患者安全管理及节假日排班等情况。

3. 消防安全　检查消防设施器材是否完好处于备用状态,消防标识是否完整清晰;安全出口是否顺利通畅;防火门是否常规关闭,防火卷帘下是否物品堆积;疏散标识、应急照明是否明确完好;门窗及报警系统是否完整完好;易燃、易爆等物品管理措施是否得当完善。

4. 环境安全　诊区候诊座椅完好适用,通道宽敞明亮、地面清洁无积水,无引起跌倒的隐患,水、电使用和管理符合要求等。

5. 检查护士责任心及安全意识情况,强调节日期间工作纪律及岗位职责。

6. 检查应对突发事件的准备情况。各项应急保障措施健全,急救物品、设施及设备处于完好备用状态,一旦接到应急任务可随时开展急救工作。

7. 检查医院感染预防控制措施执行情况,落实消毒隔离及无菌物品管理制度。

（三）医务人员安全知识和技能培训

为了规范有序开展医院安全知识及应急技能培训,增强门诊医务人员应急意识及应急综合处理能力,结合门诊实际特点制订医疗安全知识及应急技能培训计划。

1. **培训目标**　通过培训提高门诊医务人员应对突发事件处置能力,培养训练有素、作风优良的应急救援队伍。

2. **培训方法**　通过院内专题培训,辅以场景模拟、实战演练等开展多种形式的培训,做到集培训与自学相结合,现场演练培训与理论培训相结合,多种培训学习方式相结合,增强培训效果。

3. **培训内容**　护理应急救护系统理论及护理急救技术、消防安全知识及技能、医院感染管理知识和技能等。

（四）应急预案演练方法

为切实提高门诊医务人员处置突发事件和应急管理的能力,增强科室之间的协作能力,提高应急队伍的素质。有计划地每年/季度组织应急突发事件预案演练,演练计划如下:

1. **演练目的**　通过认真做好各类预案的培训和演练工作,普及急救知识和技能,不断提高医务人员应急突发事件处理水平和实战技能。

2. **宣传教育和培训计划**

（1）演练前详细制订演练计划书,包括时间、地点、组织者、参加者、物资准备、演练步骤、活动总结等。

（2）演练前由领导小组组织全体参加人员学习要演练的“应急预案”,负责主持、组织全队人员按“应急预案”的要求进行模拟演练。各组人员按其职责分工,协调配合完成演练。演练结束后由领导小组组织评价演练的有效性、总结不足并提出整改措施。演练及评价的记录均应完好保存。

（3）演练具体步骤包括突发情况报告、应急预案启动、现场事态控制与总结讲评四个环节。

（4）根据演练内容设置指挥部、应急救援组、物资保障组、治安维护组等并分工协作。

（谢海蓓　王玲宁）

第三节　门诊常见应急预案

一、患儿高热惊厥应急预案

1. 立即置患儿平卧,解开衣领,将患儿放置在空气流通的区域,同时通知医生。

2. 将患儿的头部偏向一侧,及时用纸巾或毛巾清理口鼻分泌物,保持呼吸道通畅,避免误吸和窒息;若牙关紧闭则不强制掰开。

3. 保持环境安静,避免强光刺激。清理周围的硬物,防止患儿因抽搐发生撞伤。

4. 注意观察患儿高热惊厥发作时的状态,包括眼球、面部、肢体活动等情况。

5. 当患儿停止抽搐后,将其翻转至右侧卧位,密切观察患儿意识、呼吸及脉搏等情况,待患儿病情平稳后,及时记录、转运到急诊科进行留观治疗或入院治疗。

6. 高热患儿可进行物理降温,控制高热症状,如冷敷、温水擦浴。

7. 若患儿抽搐时间超过 10 分钟,持续不缓解,遵医嘱镇静止痉,立即转运急诊科急救,做好病情交接和抢救记录。

二、患儿癫痫急性发作应急预案

1. 立即置患儿平卧,松解衣扣和裤带,将患儿放置在空气流通的区域,同时通知医生。

2. 让患儿的头部偏向身体的一边,使患儿口中的分泌物、呕吐物能顺利流出,及时清理呼吸道,保持呼吸道通畅;若患儿牙关紧闭则不强制掰开。

3. 保持环境安静,避免强光刺激,快速清理周围硬物,避免造成不必要的二次伤害。

4. 给予氧气吸入,建立静脉通道,遵医嘱给予镇静药及抗癫痫药物。

5. 注意观察并记录抽搐发作部位、顺序、频率、持续时间及发作期间患儿神志、瞳孔变化等。

6. 注意保护患儿,制动患儿时用力应适当,以免发生骨折。

7. 若患儿出现意识丧失,且呼吸停止或濒死样呼吸,立即对其进行心肺复苏,同时拨打院内急救电话,做好病情交接和抢救记录。

三、患儿哮喘急性发作应急预案

1. 立即置患儿于半卧位,缓解呼吸困难症状,安抚家属情绪,同时通知医生。

2. 遵医嘱给予哮喘药物治疗,常用哮喘喷雾剂喷口,深吸气时喷 1~2 次,可迅速缓解呼吸困难症状。

3. 立即给予患儿氧气吸入,发作期禁止给患儿进食,避免误吸阻塞呼吸道,发生窒息。

4. 急性症状缓解后,将患儿及时转运急诊科进行留观治疗或入院治疗,并做好交接和记录。

5. 若患儿出现呼吸、心搏停止,立即对其进行心肺复苏,同时拨打院内急救电话,做好病情交接和抢救记录。

四、阴道大出血应急预案

1. 立即通知医生并安排患者优先就诊。

2. 准备好止血物品　阴道止血包、止血钳、止血药。

3. 积极协助医生进行妇科查体,寻找出血原因。

4. 判断出血原因,针对出血原因迅速做出相应止血措施。出血如果来自阴道,可给予阴道纱条填塞压迫止血;出血如果来自子宫腔,必要时可行诊断性刮宫术进行止血和诊断。

5. 监测基础生命体征、血常规和凝血功能等,必要时快速建立静脉通道,并转运急诊科或病房进行相应治疗。

6. 安抚患者及家属,缓解其恐惧和紧张情绪。

7. 告知患者保持外阴清洁,避免感染。

8. 做好病情交接和记录。

五、胎膜早破应急预案

1. 立即置孕妇平卧位,听胎心,观察羊水性状,同时通知医生。

2. 协助医生进行阴道检查,了解胎先露部衔接情况及有无脐带脱垂发生。

3. 抬高孕妇臀部,防止脐带脱垂,注意保护孕妇隐私。及时收入住院治疗或适时终止妊娠。

4. 转运过程中密切观察孕妇的生命体征、宫缩情况、监测胎儿情况。

5. 注意保持外阴清洁卫生。

6. 安抚孕妇及家属,缓解其焦虑情绪。

7. 做好病情交接和记录。

六、发生跌倒 / 坠床应急预案

1. 患者不慎跌倒 / 坠床时,护士立即到达现场,并通知医生。

2. 配合医生对患者进行检查,包括跌倒 / 坠床时的着力点、局部受伤情况和全身状况,初步判断有无危及生命的症状及骨骼、肌肉、韧带、皮肤等的损伤情况,根据伤势采取对应的急救措施。

3. 受伤程度较轻者,嘱其卧床休息,并测量血压、脉搏,根据医生评估决定是否需要做进一步的检查和治疗,如有需要可用轮椅转运和交接患者。

4. 对疑有骨骼、肌肉、韧带损伤的患者,根据受伤部位和情况采取相应的搬运方法,将患者移至病床;必要时遵医嘱进行 X 线检查及其他治疗。

5. 对于头部受伤患者,严密观察瞳孔、神志、呼吸、脉搏、血压等生命体征的变化情况,及时采取对应的急救措施,严密观察患者是否出现意识障碍等危及生命的情况。

6. 对于出现皮肤瘀斑患者行局部冷敷。皮肤擦伤渗血者,常规消毒处理后用无菌敷料包扎。若出血较多或有伤口者,先用无菌敷料压迫止血,再由医生评估是否需要进行伤口清创缝合术。若创面较大、伤口较深,遵医嘱注射破伤风抗毒素。

7. 认真做好交接班,及时、准确做好记录,如发现病情变化,及时向医生汇报。

8. 详细了解患者跌倒 / 坠床时的情况,分析跌倒 / 坠床的原因,向患者做好预防跌倒 / 坠床的宣教指导,增强患者的自我防范意识,避免再次发生跌倒 / 坠床。

9. 患者发生跌倒 / 坠床后,当班护士按程序及时上报护士长、科主任,护士长按"医疗安全不良事件及隐患报告制度与报告程序"上报。

七、遭遇暴徒应急预案

1. 遭遇暴徒后,保持沉着冷静。

2. 设法通知保卫部,并立即通知总值班,视情况拨打110。

3. 寻求在场人员的帮助,必要时请其他人报警。

4. 果断采取有效措施保护患者及公物,减少不必要的损失,维护门诊秩序。

5. 注意观察暴徒的特征,若暴徒逃走,注意走向,为破案提供线索。

八、信息系统故障应急预案

点击电脑桌面上信息系统故障应急专用"单机版HIS系统",进入应急系统登录界面,输入账号密码。

1. **办卡**　无就诊卡的患者到挂号/缴费窗口处办卡,患者填写个人信息表,办卡员将卡号写在信息表并保存。

2. **挂号**　挂号员在应急系统里面挂号,打印挂号单。挂号单一式两份,一份给患者,一份挂号员留底保存。

3. **就诊**　患者依据挂号单上的挂号顺序就诊,医生或医助在应急系统中刷卡或录入卡号调出患者基本信息,录入诊断,再将医生所开立的医嘱录入在单机版中,并打印处方。病历、处方、病检申请单、病情证明等打印一式两份,一份给患者,一份留底保存。

4. **收费**　患者出示就诊卡和处方,收费员在应急系统中刷卡或录入卡号,再根据应急系统中的医嘱和费用进行收费,打印条码和导诊单,导诊单打印双份,一份给患者,一份留底保存。

5. **诊疗**　患者凭处方到药房取药,凭条码到检验科做检验,凭导诊单到相关执行科室进行治疗检查等。

6. **补费**　如需补费,则由执行科室在应急系统中刷卡或录入卡号,将需要补充的项目和药品录入应急系统中,患者拿就诊卡到收费处缴费,收费员在应急系统中刷卡或录入患者卡号,收费并打印导诊单,患者凭导诊单回执行科室完成检查治疗。

7. **退费**　在系统故障时,原则上不退费。

8. **退号**　根据情况酌情处理,原则上不退号。

9. 若患者已进入正常信息系统流程,系统突然故障,患者须返回医生处使用应急系统开立处方及项目明细单,重新进入应急流程。

10. 当应急系统无法使用时(无法保证供电的情况下),各科室人员手动完成相应工作。

九、发生火灾应急预案

发生火灾时,根据火情采取应急措施:

(1)当火势较小时:利用诊区现有的灭火器材进行初期灭火。

（2）当火势较大时

1）立即切断电源,所有工作人员应遵循"高层先撤、患者先撤、重症患者和老人先撤、医务人员最后撤离"的原则,"避开火源,就近疏散,统一组织,有条不紊",紧急疏散患者,并通知医院消防控制中心或总值班。

2）当火势难以控制时,向"119"报警,报告发生火灾单位的详细地址、火势情况、报警人姓名及电话号码,内容必须完整。

3）当班护士和医生要立即组织好患者进行疏散,所有人员立即用湿毛巾、湿口罩或湿纱布罩住口鼻,防止窒息。

4）关闭邻近门窗,利用现有的灭火器材和人员积极扑救,尽量控制火势的蔓延。

5）在保证人员安全撤离的情况下,尽快撤出易燃易爆物品,积极抢救科室贵重物品、设备和科技资料。

事故发生后,应迅速控制医院的所有通道,加强医院巡逻,严查可疑人员,加强重点科室的巡查避免人为损失。

十、发生地震应急预案

1. 在地震发生后,立即启动预案成立临时指挥部,地点设在医院保卫部消防控制中心,同时备用 120 救护车一台到急诊科门前,作为指挥部指挥车。

2. 后勤管理部要立即停电、停气,以免发生更大的灾害。

3. 医务人员保持镇定,听从疏散指挥人员的指挥,进门处人员尽早把门打开,避免门框变形打不开门的情况。

4. 指导患者及家属就近躲避,选择有利的安全地点,身体采用卧倒或蹲下的方式,使身体尽量缩小,躲在桌子或坚固物体旁,不要靠近窗户,双手护住头颈保护身体。

5. 组织患者及家属撤离时,按指挥人员指引的顺序路线有序疏散,避免发生拥挤、摔倒、踩踏等安全事故,按照低楼层优先,高楼层稍后,先重后轻的顺序进行撤离。

6. 疏散患者及家属时,要注意安全,走安全出口,勿使用电梯,做到不拥挤、不慌乱、不大喊大叫。双手护头,确保快速撤离。

7. 疏散患者及家属到安全区域后,应及时清点人数,同时要及时报告临时指挥部。

8. 地震发生后,保卫部主要任务是维护好治安秩序和院内交通秩序,同时要立即成立应急小分队,进行全面巡逻并要随时执行指挥部的命令。医务人员不允许只顾个人疏散而不组织患者疏散,若有此行为发生应严格处分。

9. 加强报告,及时将各种情况报告临时指挥部。

十一、发生群体踩踏伤害事件应急预案

1. **报告制度**　踩踏事件发生后,立即向科室主任、护士长、医院保卫部报

告；发现较严重事故时，应立即向门诊防止踩踏事件安全工作领导小组（组长）报告，由领导小组向上级部门报告，同时立即启动医院安全应急预案。在事故处理中根据实际情况建立定时报告制度。

2. **救援措施**　一旦发生较严重医院安全事故，由领导小组组长负责救援指挥。组长应当机立断，立即启动门诊部应急预案，按照预备方案，各就各位，组织救援行动。初步摸清情况，彻查事故原因，建立相关名册。

3. **医疗救援**　发生较严重拥挤踩踏安全事故时，根据伤情立即向就近医疗机构发出医疗救援。及时果断将受伤人员送到相应医院救治。

4. **人员调度**　事故应急处理人员由领导小组组长统一调度，办公室具体安排，必要时可向卫生、公安部门抽调人员支援事故处理。明确分工、落实职责，听从指挥，确保到位。

5. **信息公开**　保障广大医务人员、患者和家属在事故发生和处理过程中的知情权，及时、准确做好信息公开，并如实向上级部门汇报，不瞒报、谎报。对谣传及时澄清，避免不必要误会。

十二、发生医疗纠纷事件应急预案

1. 门诊部成立突发纠纷事件处置工作小组，办公室设在门诊部办公室。

2. 依据医疗纠纷发生的性质、结果和事态发展的趋势分为三级预警（一级为重大；二级为较大；三级为一般）。

（1）出现以下情形之一的被确定为三级突发纠纷事件：①患者及家属质疑医务人员，发生医患矛盾的情形，当事医务人员判定可能发生医疗纠纷的。②以各种理由纠缠医务人员的。③患者在门诊发生意外事件，如摔伤、烫伤等。

三级突发纠纷事件发生以后，门诊突发纠纷事件处置工作小组到事发现场处置。上班时间小组成员立即协调处理；下班时间或节假日，由医院总值班协调处理。

（2）三级突发纠纷事件发生后，门诊突发纠纷事件处置工作小组不能妥善解决的，或出现以下情形之一的被确定为二级突发纠纷事件：①患者聚众5人以上10人以下在医院内闹事的。②威胁医务人员人身安全的。③患者非正常死亡，家属对医疗过程质疑，经解释无效的。④对医务人员身体实施伤害行为的。

二级突发纠纷事件发生后，在工作时间由门诊部主任向医务部、保卫部及其他相关职能部门报告。医务部、保卫部及其他相关职能部门工作人员10分钟内到达事发现场。当突发纠纷事件发生在下班时间或节假日时，医院总值班室工作人员、保安等应当10分钟内到达事发现场，根据现场情况，通知相关部门工作人员参加处理。

（3）二级突发纠纷事件出现后，医务部、保卫部或其他相关职能部门工作人员在处理有困难的，或出现以下情形之一的被确定为一级突发纠纷事件：①患方聚众10人以上在医院内闹事的，纠集人员占据医院机关等，扰乱正常医疗、工作秩序，在医院内挂横幅、设灵堂、烧纸钱、放鞭炮等。②患者及家属故意毁坏公共财物,在医院内出现打、砸、抢等恶性事件的。③非法限制工作人员人身自由。④打伤医务人员的。⑤尸体停放在医院,拒绝将尸体停放太平间或殡仪馆。⑥患者或其家属有自杀、自残倾向,或危害他人人身安全。

一级医疗纠纷风险事件发生后,由部门领导立即向分管院长(值班院领导)报告,医务部、保卫部或其他相关职能部门工作人员 10 分钟内到现场(下班时间随叫随到),同时通知 110 或派出所警官、街道办事处工作人员到场协助处置,根据事态的发展情况报省区市卫生行政部门和公安机关。

十三、突发公共卫生事件／传染病聚集性事件应急预案

1. 严格执行预检分诊制度。

2. 根据传染病的性质,各科室准备好防护与消毒用品,确保医务人员安全。传染病具体分类详见《中华人民共和国传染病防治法》。

3. 门诊患者就诊时严格执行一诊一患。

4. 发现疑似传染病或确诊传染病的聚集性发生,工作时间立即电话通知医院感染管理科,节假日和下班后通知医院总值班。

5. 医院感染管理科接到通知后立即电话通知辖区内的疾控中心。

6. 按转运流程进行转运后,门诊区域进行严格的终末消毒。

7. 传染病或公共卫生事件的上报

(1)门诊医生均为责任疫情报告人,必须按照《中华人民共和国传染病防治法》的规定进行疫情报告,履行法律规定的义务。

(2)责任疫情报告人在首次诊断传染病患者后,应立即填写《中华人民共和国传染病报告卡》。

(3)责任疫情报告人发现甲类传染病和乙类传染病中的严重急性呼吸综合征、肺炭疽、人感染高致病性禽流感、脊髓灰质炎、甲型 H1N1 流感患者或疑似患者时,或发现其他传染病和不明原因疾病暴发时,应立即在医师工作站 HIS 系统填报疫情卡报医院感染管理部,医院感染管理部于 2 小时内将传染病报告卡通过网络进行上报。

(4)责任疫情报告人对其他乙、丙类传染病患者以及疑似患者和规定报告的传染病病原携带者在诊断后,于出诊时在医师工作站 HIS 系统填报疫情卡,由医院感染管理部于 24 小时内实行网络直报。

(5)发现突发公共卫生事件时应在 2 小时内上报医院感染管理部和医务部,由医院感染管理部向所在地疾病预防控制中心报告。

(6)遇以上情况,下班后及节假日报告医院总值班,总值班按规定上报。

(7)各医技科室发现与传染病有关的异常检查结果时,应立即通知接诊医生。

8. 凡在医院自查过程中,查出漏报传染病,应立即补报。并对其主管医生及科室按照医院管理要求,做出相应的处罚。

(罗莉　杜帅辉　姚永华)

第四章　门诊护理人力资源管理

第一节　门诊岗位设置及管理

一、岗位设置原则

1. 门诊岗位设置原则分为管理岗位和临床工作岗位,由门诊部主任统一领导,下设门诊部科护士长和临床工作人员。

2. 门诊坚持优化人力资源为原则,把临床工作人员划分为两部分,护士岗位和工勤岗位。护士岗位首先对护士进行层级划分,分为试用期护士岗位(CN0)、初级护士岗位(CN1)、适任护士岗位(CN2)、专业护士岗位(CN3)、护理专家岗位(CN4),明确不同层级护士的工作范围和职责,高低层级搭配保障门诊工作质量。工勤岗位分为医生助理员岗位、咨询导医岗位、窗口服务岗位。医生助理员协助医生上门诊、咨询导医接待患者并指引、窗口服务人员主要负责挂号、缴费、检查预约、退费等。

3. 门诊岗位设置科学化分组管理原则,考虑到临床工作人员的能力以及职位,儿科门诊和妇产科门诊采用一位医生配一位医生助理员,一位护士对多间诊断室进行巡查;特需门诊采用一位医生配一位医生助理员一位护士,达到组合最优化,服务高质量。

二、特殊岗位说明

(一)护士长助理

在护士长领导下协助其完成本科室护理管理、临床护理、护理教学及护理科研管理工作。

1. **工作职责**　发挥助手和参谋作用。协助护士长制订本科室护理工作计划,组织实施并做好总结、统计及汇报;协助护士长开展持续质量改进,提升专科护理水平;协助护士长对科室护士岗位培训及考核,审核继续教育学分;协助护士开展护理科研及新技术、新业务,总结经验,撰写论文。协助科室开展教学创新,协助带教老师完成教学计划。护士长及副护士长不在时代理护士长工作。

2. **任职资格**

(1)基本要求:护理专业本科及以上学历;注册护士、护师及以上技术职称,从事临床护理工作3年以上。

(2)基本素质要求:身心健康,较强的事业心和团队合作精神;遵循医院的护理理念,具有较强的管理、质量、教学、科研意识。

(3)知识要求:熟悉现代管理知识及相关法律法规;掌握本专业医学与护理学

理论知识;掌握护理质量管理 / 教学 / 科研相关知识;了解本专业国内外发展趋势。

（4）能力要求:具有一定的组织管理和计划执行能力;具有较好的沟通、协调能力,以及质量管理 / 教学 / 科研能力;熟练操作计算机常用技术。

3. **工作权限**

（1）对本科室临床护理、护理教学、科研工作的建议权。

（2）协助护士长完成对科室护理质量 / 教学 / 科研计划及管理制度执行情况的监督检查。

4. **工作质量标准**

（1）贯彻执行所分管工作相关制度、职责及时且有效。

（2）针对护理工作提出合理化建议 1~2 项 / 年,成效明显。

（3）各类资料记录和存档管理规范,各类报表上报及时。

（4）每年至少发表 1 篇统计源或以上期刊论文。

（二）临床督导

在护士长领导下负责本科室临床护理指导、诊区护理质量控制。

1. **工作职责**

（1）指导 / 协助责任护士完成临床护理工作。

（2）参加重点患者的查房及讨论,指导门诊护士进行危重患者评估及护理。

（3）负责门诊患者的护理质量控制及日常质控。

（4）协助护士长进行临床护理质量控制、分析及整改。

2. **任职资格**

（1）基本要求:护理专业本科及以上学历;注册护士,层级在 CN3 及以上。本科毕业从事本护理专业工作 10 年及以上,硕士及以上毕业从事本护理专业工作 5 年及以上。

（2）基本素质要求:具备自身层级护士应具备的素质要求;为人正直,积极进取;有较强的慎独精神和管理意识。

（3）知识要求:具备自身层级护士应具备的知识要求;经过临床护理质控、护士分层培训及教学管理相关培训,取得合格证书。

（4）能力要求:具备自身层级护士应具备的能力要求;良好的口头、书面表达能力及科学思维能力;能够熟练使用常用质量管理工具。

3. **工作权限**

（1）对护理工作进行指导和检查。

（2）对本科室护理工作提出建议权。

4. **工作质量标准**

（1）每年主持至少 1 项质量改进项目。

（2）每 2 年至少发表 1 篇本专业论文。

（3）医护满意度≥90%。

（三）培训督导

在护士长领导下负责本科室临床教学、在职护士培训及考核工作。

1. 工作职责

（1）日常教学工作：根据教学大纲及学生需求，制订各层级教学计划，并监督执行；负责学生的入科培训、出科考核及座谈，收集反馈意见；做好学生在科室学习期间的日常管理，必要时向护士长反馈学生情况；指导学生实施责任制整体护理，提升专业实践能力，并保障患者安全；每周组织至少1次教学活动，做好记录及评价。

（2）教学管理与创新：组织各类课堂授课、命题、阅卷、竞赛等教学活动；开展教学创新，不断提升教学质量；做好教学资料记录及归档管理。

（3）在职培训：协助护士长制订各层级护士培训计划；督促新职工完成培训计划并及时考核，检查导师工作情况；定期组织开展分层培训和考核，并负责在线考核及学分管理；组织科室业务学习和护理查房；组织论文投稿及参会。

2. 任职资格

（1）基本要求：护理专业本科及以上学历；为注册护士，CN3及以上。本科毕业从事本专业护理工作10年及以上，硕士及以上毕业从事本专业护理工作5年及以上。

（2）基本素质要求：满足自身层级护士所应具备的素质要求；具有良好的职业道德和个人素养；热爱教学工作，关心专科护理队伍的发展。

（3）知识要求：具备自身层级护士所应具备的知识要求；经过护理师资培训、护士分层培训及教学管理相关培训，取得相应合格证书；了解本专业的国内外护理新进展。

（4）能力要求：具备自身层级护士所应具备的能力要求；良好的口头及书面表达能力、科研创新能力；熟练掌握常用计算机软件及网络应用技术。

3. 工作权限

（1）对本科室的教学和在职培训工作进行检查和指导。

（2）对本科室护理教学及人员培训工作提出建议权。

4. 工作质量标准

（1）学生评教≥90分，分层培训满意度≥90%。

（2）各类教学和培训资料记录完整、管理规范。

（3）每2年发表至少1篇本专业论文。

（四）科研护士

在护士长领导下协助完成本科室护理科研管理工作及科研任务。

1. 工作职责

（1）科研管理与培训：协助护士长制订和实施本科室护理科研工作计划，做好统计及总结；协助护士长成立专科护理科研小组并做好小组运行管理；收集并报送科室科研课题、成果获奖、论文发表与交流、新技术、学术任职等资料；协助组织本科室护理科研相关培训;协助护理部科研管理及开展科研活动。

（2）科研咨询与指导:凝练科研问题及方向、指导科研立项、研究开展与实施、专利申请、成果转化及科技奖申报等;指导论文撰写与投稿;收集传达科研相关资讯,定期汇报本专业科研进展。

（3）科研项目管理:指导本科室护士撰写科研标书,组织申报各级各类课题;指导本科室护理科研项目开展与实施,做好科研质量控制及数据分析;指导本科室护士将科研成果转化应用于临床实践。

2. **任职资格**

（1）基本要求:护理或其他专业硕士及以上学历,注册护士,护师及以上技术职称,从事临床护理工作 1 年及以上。

（2）基本素质要求:身心健康,较强的事业心和团队合作精神;遵循"用心、诚信、平等、创新"的护理理念,具有较强的科研意识。

（3）知识要求:掌握本专业知识、护理理论知识及护理科研相关知识;掌握科研相关法律法规及制度,了解本专业国内外发展趋势。

（4）能力要求:具有较强的组织、计划、执行能力,以及良好的沟通协调能力,较强的科研能力;熟练的英语阅读及写作能力。

3. **工作权限**

（1）对护理部及科室护理科研工作的建议权。

（2）对本科室护理科研计划及执行情况的监督检查权。

4. **工作质量标准**

（1）贯彻执行科研相关制度、职责。

（2）按要求完成科室年度课题和论文任务。

（3）相关资料记录和存档规范,相关报表及时报送。

（4）每 2 年至少发表 1 篇 SCI 论文。

（5）每 3 年至少有 1 项课题立项。

（五）健康教育师

在护士长领导下负责本科室健康教育及健康教育相关人员培训、科研工作。

1. **工作职责**

（1）健康教育咨询与指导:负责编写或修订本科室的健康教育内容及健康教育临床路径;负责指导责任护士进行个性化的健康教育并进行效果评价;参与本科室或护理部组织的门诊/线上/社区咨询工作。

（2）健康教育相关培训:在护士长指导下制订本科室各级人员健康教育培训计划,并组织实施。

（3）健康教育相关科研:在护士长指导下负责制订本科室健康教育相关科研计划,并组织实施。

2. **任职资格**

（1）基本要求:护理专业本科及以上学历;为注册护士,CN3 及以上;取得健康教育培训合格证书。并从事本专业护理工作 5 年以上。

（2）基本素质要求：具备自身层级护士所应具备的素质要求；热爱健康教育工作，具有钻研创新精神。

（3）知识要求：具备该层级护士所应具备的知识要求；经过健康教育专项培训，取得健康教育培训合格证书。

（4）能力要求：具备该层级护士所应具备的能力要求；良好的口头、书面表达能力及科研创新能力。

3. 工作权限

（1）对本科室的健康教育工作的检查和指导权。

（2）对本科室健康教育工作的建议权。

4. 工作质量标准

（1）每 2 年完成 1 项健康教育质量改进项目。

（2）健康教育相关资料记录、管理规范。

（3）患者满意度≥90%。

（4）健康教育相关质量考核达标。

（5）负责本护理单元每年至少发表 1 篇健康教育相关论文。

（六）PAC 咨询师

在护士长领导下负责 PAC 咨询及相关人员培训工作。

1. 工作职责

（1）咨询室管理：保持 PAC 咨询室环境整洁，设备物资完好齐备。

（2）患者 PAC 服务：为患者建立并完善健康档案；为患者提供 PAC 咨询及相关健康教育；遵医嘱正确实施给药，并观察用药后反应；负责流产后随访工作，并提供后续关爱服务。

（3）培训及科研计划的制订与落实：在护士长指导下制订本科室护士 PAC 咨询培训计划，并组织实施；制订本科室 PAC 咨询相关科研计划，并组织实施。

2. 任职资格

（1）基本要求：护理专业本科及以上学历；注册护士，CN2 及以上；取得 PAC 咨询师证书；从事本专业护理工作 5 年及以上。

（2）基本素质要求：具备自身层级护士所需具备的素质要求；热爱 PAC 咨询工作，具有钻研创新精神；富有爱心、耐心和较强的责任心。

（3）知识要求：具备自身层级护士所需具备的知识要求；经过 PAC 咨询培训，取得 PAC 咨询师证书。

（4）能力要求：具备自身层级护士所需具备的能力要求；良好的口头、书面表达能力。

3. 工作权限

（1）对本科室的 PAC 咨询工作进行检查和指导。

（2）对本科室 PAC 咨询工作提出建议权。

4. 工作质量标准

（1）PAC咨询室环境整洁,物资齐备。

（2）各项规章制度落实到位,无护理不良事件发生。

（3）服务态度好,患者满意度≥90%。

（4）患者档案及各类培训资料管理规范。

（5）每2年发表1篇PAC相关文章。

（七）儿童医疗辅导岗

在护士长领导下开展儿童医疗辅导游戏,改善患儿就医体验。

1. 工作职责

（1）在门诊开展儿童医疗辅导游戏。

（2）参与儿童医疗辅导游戏教学工作。

（3）培训儿童医疗辅导后备人员。

（4）对儿童医疗辅导游戏进行开发和研究。

（5）临床调研与质量持续改进。

2. 任职要求

（1）基本要求:护理专业本科及以上学历;注册护士,CN2及以上;从事儿科护理工作3年及以上。

（2）基本素质要求:具备自身层级护士所应具备的素质要求;有较强的慎独精神和管理意识;富有爱心、耐心、同情心及责任心。

（3）知识要求:具备自身层级护士所应具备的知识要求,掌握儿童心理发展学知识,掌握游戏治疗基本技能,熟悉儿童游戏的相关知识。获得国家心理咨询师三级证书及以上并通过儿童医疗辅导专业培训。

（4）能力要求:儿童医疗辅导岗位护士除具备自身层级护士所应具备的知识和能力要求外,还需具有开展儿童医疗辅导工作的能力、良好的口头和书面表达能力、科学思维能力及与患儿沟通的能力。

3. 工作权限

（1）与患儿进行儿童医疗辅导游戏的权利。

（2）对开展儿童医疗辅导工作提出建议的权利。

4. 工作质量标准

（1）每3年发表2篇儿童医疗辅导相关论文。

（2）医护满意度≥90%。

（3）患儿及家属满意度≥90%。

三、门诊工作人员岗位职责

1. 护理组长岗位职责

（1）承担门诊的护理及管理工作。

（2）工作中遇到问题时,积极主动沟通协调、处理,遇到不能解决的问题,及时联系护士长、门诊部主任等。

（3）持续优化门诊工作流程,改善就医环境和体验,提高患者满意度。

（4）加强与门诊医生、医生助理员及其他工作人员的沟通,保证门诊医疗工作的质量和安全。

（5）协助护士长制订各类护理工作计划,督促各级护士完成工作计划,落实各项规章制度及技术操作规程,确保护理安全和质量。

（6）协助护士长制订和实施各级护士培训计划,完成培训、考核并完善记录。

（7）协助护士长做好安全保卫和消防管理。

（8）做好孕产妇"三病"管理,保证各种记录完整准确。及时追踪随访高危孕妇,确保妊娠期医疗保健质量。

2. 总务护士岗位职责

（1）负责门诊医疗物品及药品管理。

（2）按照医院感染管理要求将预防与控制措施落到实处。

（3）负责科室各类物品的整理、领用、保管和维护;做好基数药品的登记、存放和交接;确保工作区域抢救物资完好备用。

（4）负责固定资产日常管理及定期清查。

（5）协助护士长进行本科室成本管理,做好医疗物资管理,合理利用医疗资源。

（6）协助进行各类医疗仪器设备日常维护和送检维修,并做好记录。

3. 巡视护士岗位职责

（1）巡视全诊区情况,并协助完成所到岗位的职责。

（2）密切观察候诊患者病情变化,如有异常,立即通知医生并协助处理。

（3）对患者及家属进行护理相关健康教育。

（4）负责诊区内各种问题的协调和管理工作。

4. 诊断室护士岗位职责

（1）负责诊断室的物资准备和消毒隔离工作。

（2）观察候诊患者病情变化,发现异常及时通知医生并配合处理。

（3）协助医生完成问诊和检查。

（4）热情接待患者,并对就诊患者及家属进行相关健康宣教。

（5）负责门诊护理相关资料的收集、整理和统计。

5. 治疗室护士岗位职责

（1）负责完成门诊治疗以及治疗室的环境、物资管理工作。

（2）负责检查治疗室存放的无菌物品、各类消毒液及治疗用物均在有效期内。

（3）保证治疗室的环境干净整洁;进出关门,治疗室无人时保持关闭状态。

（4）严格执行查对制度,及时正确完成门诊各项治疗,做好患者的健康教育工作。

（5）做好医疗垃圾的分类处理,督促保洁人员做好卫生及终末消毒。

6. 阴道镜检查室护士岗位职责

（1）负责阴道镜检查室的环境、物资管理及医生检查时的配合工作。

（2）提前到岗准备好阴道镜检查所需的物资。

（3）检查阴道镜仪器工作状态,如发现故障及时联络专业人员进行维修并登记,保证仪器的正常使用。

（4）有序接待患者,为患者进行检查咨询、登记等。

（5）配合医生进行检查,记录检查内容,检查过程中保护患者隐私及安全。

（6）检查结束后为患者打印检查报告,告知患者检查后注意事项。

（7）做好患者标本标识及登记,活检标本定点放置,统一送检。

（8）指导活检术后患者观察阴道出血情况,并告知阴道填塞物取出的时间,以及异常出血的处理办法。

（9）巡视候诊区患者病情变化,遇有老弱残、危急重症等需优先处置的患者,及时启动优先处置流程。

（10）当天工作结束后统计工作量,整理检查用物,补充物资。督促保洁人员做好清洁及终末消毒。检查仪器设备确保在断电状态。

7. 激光室护士岗位职责

（1）负责激光治疗的护理配合工作和激光室的环境、物资管理工作。

（2）提前到岗准备好激光治疗所需的物资。

（3）有序地接待患者,完成治疗前的患者准备工作。

（4）配合医生进行治疗,记录治疗内容。治疗过程中保护患者隐私及安全。

（5）巡视治疗前后患者病情变化,特别是观察治疗中和治疗后患者反应,做好急救准备。

（6）治疗结束后整理用物,补充物资。督促保洁人员做好清洁及终末消毒。检查仪器设备确保关闭电源状态。

（7）定期检查维护激光治疗仪器,发现故障应及时联络专业人员进行维修并登记,保证仪器的正常运转,患者得到及时治疗。

8. 产科门诊孕妇建卡室护士岗位职责

（1）负责产科门诊建卡室的管理工作。

（2）指导初诊建卡孕妇填写建档信息。

（3）为复诊孕妇填写孕周、体重,规范粘贴各种检查报告单。

（4）负责建卡孕妇信息及高危因素的登记,按照分色管理相关内容做好个案追踪随访相关工作。

（5）做好"三病"管理,及时对高危孕妇进行随访并完成相关记录。

（6）每月汇总各项数据,做好各种统计工作。

9. 母乳喂养宣教室护士岗位职责

（1）负责母乳宣教工作及宣教室的环境和物资管理工作。

（2）采用录像播放、现场讲解示范、二维码扫码学习、发放书面资料等形式进行母乳喂养知识和技能的宣教,耐心解答孕产妇的提问。

（3）指导初次建卡孕妇学习母乳喂养知识后,需进行知识掌握情况的监测,针对未掌握部分进行个体化宣教。并将孕妇的母乳喂养知识测验表贴于病历上。

（4）保持宣教室内资料整洁有序，宣教设备和器材完好。

（5）保持宣教信息准确新颖，实用性强，孕产妇易于接受。

（6）认真履行工作职责，保证母乳喂养宣教率达到 100%。

（7）积极发现工作流程中的不足，并持续优化，确保孕产妇较好地掌握母乳喂养知识。

10. 雾化治疗室护士岗位职责

（1）负责雾化治疗患者的治疗工作和雾化室环境、物资管理工作。

（2）严格执行查对制度，准确执行医嘱。

（3）观察患者病情变化，发现异常及时报告医生并予以相应处理。

（4）做好雾化治疗和患者健康教育。

（5）治疗结束后，督促保洁人员做好雾化治疗室的清洁及终末消毒，离开时关好水、电、门、窗。

11. 咨询导医岗位职责

（1）热情接待患者及家属，对患者及家属提出的各种问询给予耐心的解答。

（2）对患者做出初步的预检分诊，协助急症或老弱病残者及时就诊。

（3）接听解答院外患者的电话咨询。

（4）为有需要的患者提供轮椅等，并做好登记工作。

（5）巡视门诊大厅，对需要者进行及时的咨询及帮助。

（6）提供便民服务，如纸、笔、针线、应急电话、邮寄检验检查结果报告单等。

（7）帮助患者及家属填写各种表格，发放医生出诊表、健康教育资料等。

（8）接待解决或协助解决各种纠纷，协助完成禁烟工作。

（9）协助维护候诊区秩序，发现安全隐患及时解决，或通知相关部门解决。

（10）遇突发事件时，按照相关应急预案处理。

（11）做好患者和家属的健康教育工作。

（12）协助护士长管理好其他工作，如物资、资料申领及管理等。

12. 门诊手术室健康教育岗位职责

（1）负责门诊手术室健康教育工作计划，以及计划的具体落实，检查、评价与记录健康教育工作完成情况。

（2）对术前患者进行口头、书面、视频、二维码电子版等形式的健康教育；协助患者完成术前准备，使患者熟悉手术室环境，了解医生、护士、手术流程，掌握术中配合的方法，缓解其紧张恐惧情绪。

（3）积极协助观察室护士对术后患者进行口头、书面的健康教育，针对性进行心理疏导，发放术后相关健康教育资料。

（4）负责等候区患者的管理和病情观察，协助预约咨询岗护士工作。

（5）指导进修、实习护士的工作，完成好临床带教计划。

（6）准确、及时、规范书写护理文件。

13. 门诊手术室预约咨询岗位职责

（1）负责门诊手术的预约、划价、咨询解释等工作。

（2）负责患者身份、病历资料、手术申请等信息的查对、审核工作。

（3）负责筛查患者现病史、既往史、手术史,禁食禁饮等情况,对高危、特殊情况有评估和解决能力。做好高危患者的标识和提醒以及患者的交接。

（4）负责全麻手术患者的预约管理工作。

（5）负责手术患者的入室查对和其他工作人员的入室管理。

（6）保持预约处整洁有序,合理安排特殊患者的手术。

14. 门诊手术室病情观察护理岗位职责

（1）负责术前术后患者的病情观察,生命体征监测,阴道流血、切口流血等评估,及时发现问题及时处理。

（2）负责术前患者身份查对、术式查对、手术病历查对以及建立静脉通道等。

（3）负责协助全麻手术患者复苏。

（4）负责患者术后康复的自我护理、术后复查、术后用药指导等健康教育。

（5）规范做好患者进出观察室的病情观察、生命体征监测等记录。

15. 门诊手术室巡回护士岗位职责

（1）完成门诊手术的配合工作。

（2）做好手术前准备工作,包括无菌物品、消毒物资、仪器设备、环境等。

（3）严格执行查对制度,做到正确的患者、正确的部位与手术、实行正确的术中配合、正确核对手术器械敷料、正确交接手术患者。

（4）术中密切观察患者的生命体征及病情变化,有异常及时报告医生,遵医嘱进行相关处理,同时给予心理护理。

（5）术后协助医生正确收集标本,双人查对患者姓名、登记号、手术部位及组织标本,做好记录。

（6）督促工人做好连台手术的手术间清洁消毒工作。

（7）术毕整理和补充手术间物资,关闭仪器设备。

16. 诊区预检分诊岗位职责

（1）负责完成患者预检分诊及咨询工作。

（2）发现特殊患者及时与医生联系,保障诊疗工作有序进行。

（3）保持预检分诊区的环境整洁,并做好消毒隔离工作。

（4）发现传染病或可疑传染病患者,及时做好防护隔离措施及就诊引导。

（5）遇突发事件、法律纠纷等及时报告相关部门。

（朱 惠 周丽华 康冰瑶）

第二节　门诊各专科岗位设置与人力资源配置

护理人力资源配置是指根据护士人数、能力进行有效分配，力求充分发挥每一位护士的才能，顺利完成各项护理任务。护士配置是否合理，直接影响到工作效率、服务水平、护理质量，甚至影响护士的整体流动率和医院整体形象。护理管理者要在有限的条件下，合理配置护士，最大限度地满足患者的需要。

一、儿科门诊岗位设置与人力资源配置

（一）设置原则

由门诊部科护士长统一领导，下设儿科门诊护士长和临床护理工作人员。临床护理工作人员分为临床工作岗和其他性质兼职岗。坚持以患儿及其家庭为中心，人员配置结构合理、能级对应、控制成本、动态调整的原则，保证顺利开展儿科门诊各项护理工作。

（二）岗位设置

临床工作岗位设有二次预检分诊咨询岗、诊区巡视岗、治疗操作岗、机动岗。其他性质兼职岗位设置有临床督导、培训督导、行风联络员（纠纷投诉处置岗）、总务护士、科研护士、感染管理护士、安全联络员（安全管理）、宣传联络员（信息 - 新闻 - 宣传管理）、儿童医疗辅导岗等，以便在门诊区域广且分散、护士人力相对不足、投诉纠纷潜在隐患多等背景下充分调动护士工作积极性，发挥每位护士的特长和作用。

（三）人力资源配置

各诊区根据临床工作情况配置 4~5 名护士：护士站配置 1 名护士（根据诊区空间大小适时调整人数）；诊区内配置 1~2 名巡视护士（按每 3~4 间诊断室配置 1 名巡视护士的比例计算）；二次预检分诊咨询配置 1 名护士；治疗操作岗配置 1 名护士；儿童医疗辅导岗配置 1 名护士。

二、妇科门诊岗位设置与人力资源配置

（一）设置原则

由门诊部科护士长统一领导，下设妇科门诊护士长和临床护理工作人员。临床护理工作人员分为临床工作岗和其他性质兼职岗。根据妇科门诊工作性质和需要合理配置人力资源，保证顺利开展妇科门诊各项护理工作。

（二）岗位设置

临床工作岗位设有二次预检分诊咨询岗、诊断室巡视岗、治疗操作岗、门诊注射岗、机动岗、具有门诊专科护理门诊性质的岗位有 PAC 咨询护士岗、伤口换药岗。其他性质兼职岗位设置有质控护士岗、行风联络员（纠纷投诉处置岗）、感控护士、物资管理护士、培训督导岗等。

（三）人力资源配置

妇科各诊区护士站配置 1 名护士进行二次预检分诊及咨询；诊区内每 3~4 间诊断室配置 1 名巡视护士；治疗操作岗配置 1 名护士；门诊注射岗配置 1~2 名具有熟练注射经验的护士；PAC 咨询室配备 1 名具有 PAC 初级咨询员证书的护士；伤口换药护士岗配置 1 名护士等。

三、产科门诊岗位设置与人力资源配置

（一）设置原则

由门诊部科护士长统一领导，下设产科门诊护士长和临床护理工作人员。临床护理工作人员分为临床工作岗和其他性质兼职岗。根据产科门诊工作性质和需要合理配置人力资源，保证顺利开展产科门诊各项护理工作。

（二）岗位设置

临床工作岗位设有二次预检分诊咨询岗、建卡岗、诊断室跟诊岗；具有专科护理门诊性质的岗位有高危妊娠个案管理岗。其他性质兼职岗位设置有质控护士岗、行风联络员（纠纷投诉处置岗）、感染管理护士、物资管理护士、培训督导岗等。

（三）人力资源配置

产科各诊区护士站配置 1 名护士进行二次预检分诊及咨询；建卡岗位配置 1 名护士；每间诊断室配置 1 名护士。其他特殊岗位：如高危妊娠个案管理岗配置 1 名护士。

四、特需门诊岗位设置与人力资源配置

（一）设置原则

由门诊部科护士长统一领导，下设特需门诊护士长和临床护理工作人员。临床护理工作人员分为临床工作岗和其他性质兼职岗。坚持优化人力资源、科学化分组管理等原则，根据岗位性质及人员能力，对护士和导医进行配比分组，达到组合最优化，顺利开展特需门诊护理工作。

（二）岗位设置

工作岗位分为管理岗位和临床岗位，管理岗位下设有护士长、护士长助理；临床岗位分为两部分：护理岗位和导医岗位。临床岗位设有总台工作岗位、诊断室护士岗位、二次分诊咨询岗位、诊区巡视岗位、机动岗位、建卡岗位、导医岗位；具有专科护理特色的岗位有母乳喂养岗位、健康宣教岗。其他性质兼职岗位设置有质控护士岗、行风联络员（纠纷投诉处置岗）、感染管理护士、物资管理护士、培训督导岗等。

（三）人力资源配置

特需门诊护士站配置护士和导医各 1 名；诊区巡视岗位配置 1 名机动护士；二次分诊咨询岗配置 1 名护士兼顾儿科诊断室巡视；妇产科各诊断室均配置 1 名护士；一站式检查区域配置护士和导医各 1 名；产科建卡室配置 1 名护士。

五、门诊手术室岗位设置与人力资源配置

（一）设置原则

由门诊部科护士长统一领导，下设门诊手术室护士长和临床护理工作人员。坚持科学管理、按需设岗、保障患者安全和临床护理质量的原则，根据临床护理工作人员的工作区域（预约审核区、术前等候区、术后复苏休息区、手术区等）设置临床工作岗位，并按照高低年资护士搭配每月进行轮岗，以顺利开展门诊手术室护理工作。

（二）岗位设置

门诊手术室设有预约审核岗位、巡回护士岗位、复苏室护士岗位、健康教育护士岗位，以及具有特色护理的艺术治疗岗位。同时为保证临床护理质量，设置各质控护士岗位均为兼职。

（三）人力资源配置

门诊手术室预约窗口配有 1 名护士，负责手术资料的审核及装订、划价及费用审核、手术时间预约；每个手术间根据手术难度，以及配合要求，设置 1~2 名巡回护士，负责手术洗手、巡回工作；配置 1 名复苏室观察护士，负责患者术后评估和康复指导；等候区配置 1 名健康教育护士岗位护士，负责患者术前的病情评估；设置 1 名艺术治疗护士，负责对患者进行全程心理护理和陪伴指导。

六、门诊预检分诊岗位设置与人力资源配置

（一）设置原则

由门诊部护士长统一领导，下设临床管理岗和临床护理工作岗。根据预检分诊制度“按需设岗”原则对人力资源进行合理的配置，尽量实现人力资源的配置最优化，满足患者的需要。

（二）岗位设置

临床管理岗位设置护士长 / 护理组长；临床护理工作主要岗位是预检分诊岗位。质控护士岗位、总务岗位、行风联络员（纠纷投诉处置岗）等都是兼职岗位。

（三）人力资源配置

根据医院规模和传染病流行趋势配置预检分诊岗位护士人数，护士人数既要保证传染病预检分诊工作质量，而又不人浮于事。在传染病非流行期间，预检分诊岗至少每班次保证 1 名护士。

七、门诊护理人力资源应急调配方案

门诊部各护理单元护士长根据本科室工作特点及要求，合理安排护士工作。如遇突发公共卫生事件等特殊情况，门诊部科护士长首先在门诊部护士中调动护士完成应急工作。

1. **需护士数较少事件**　可在当班时间内适当调配护士即可完成的，护士长合理安排全体护士的工作，调配护士完成应急事件，把被调动护士的工作恰当地分配给其他护士。当班护士必要时加班。

2. **需护士数较多事件**　根据情况调动本科室内轮休护士立即停止休息到岗上班，必要时加班。

3. **需护士数特多事件**　门诊部科护士长在门诊部护士范围内调动护士支援应急科室护士工作。必要时停止全体门诊轮休护士的休息，及时到岗上班，必要时加班。

4. 当门诊部范围内护士不能胜任应急事件工作时，门诊部科护士长及时向护理部申请全院护理人力支援，由护理部统一调整安排。

（罗　丹　郑　伟　谢　利）

第三节　门诊护士的职业规划

一、门诊护士职业规划概述

职业规划（career planning）是指将个人与组织相结合，在对个人主客观条件进行综合评估后，根据其特长、兴趣、能力以及职业倾向，结合时代发展趋势，确定其最佳的职业目标，并为了达到目标制订相应的工作、教育、培训等计划。

（一）护士职业现状

随着我国现代社会经济、文化、科技各方面的快速发展，以及医疗体制的不断改革，护理行业受到了巨大的影响，社会也向护士提出了前所未有的挑战。良好的职业规划不仅能帮助护士适应多变的工作环境，减少工作中的挫折和阻力，更能增加专业认同感和工作满意度。目前中国护士的职业规划还处于萌芽阶段。一方面，在国内外各大医学院校里，职业规划教育还处于发展阶段，没有受到足够的重视，学生普遍对未来职业发展方向不明确。另一方面，在全国各级医院里，普遍存在护士自我职业生涯认知不足、职业成就感不高、护士职业倦怠、管理者与护士沟通欠佳等问题，导致护士的职业规划不清晰。

（二）护士职业发展的影响因素

1. **个人因素**　护士职业规划受个人因素影响较大，如年龄、学历、工作年限、家庭情况等。

2. **职业倦怠与个人成就感**　持续的高强度脑力与体力工作是护理的工作特点，造成我国超过 50% 的护士存在职业倦怠，研究表明护士职业倦怠程度高低影响护士的职业规划；并且护士在工作中的个人成就感与职业规划相关。

3. **组织职业生涯管理**　是指由组织实施的，旨在开发员工潜力、留住员工、使其能自我实现的一系列管理方法。医院的职业生涯管理措施，如提供学习发展和公平晋升的机会，也影响着护士的职业规划。

二、门诊护士职业发展

人才培养是医院持续发展的重要因素，而护士良好的职业发展方向也与医院各科室的人才建设需求息息相关。门诊应以科室为主导,尊重个体差异,注重专业化发展,有效激励护士做好职业规划,不断改善护士职业规划现状。

1. 重视专科护士培养并积极开展妇科、产科、儿科护理专科门诊,儿科专科门诊如儿童慢病管理门诊,儿童 PICC 随访管理门诊,儿童心理咨询门诊等;妇产科专科门诊如母乳喂养咨询门诊,心理咨询门诊,伤口治疗门诊,PAC 咨询门诊,分娩咨询门诊等。

2. 加强人才培养,在充分尊重护士的个人兴趣的基础上建立科室人才培养计划,鼓励护士参加专业学术交流与继续教育,支持护士学习并考取相关职业资格证书,如心理咨询师、健康管理师、母乳喂养咨询师、伤口治疗师等。

3. 鼓励护士继续提升学历,支持护理科研、教学与临床工作,建立公平公正的晋升制度,健全保障机制与奖励机制,提升护士个人成就感,激励护士做好职业规划。

4. 推进科室品牌建设,在深入分析妇科、产科、儿科门诊特点及实际情况后,建立具有各科门诊特色的护理专业团队,对护士进行相关的专业化培训,并不断提升护士专业技能。如儿科门诊建立儿童医疗辅导(child life)团队、培养儿童绘画心理咨询师;妇产科门诊建立母乳喂养健康教育团队、培养母乳喂养咨询师等。

5. 强调人才梯队建设,制订具有门诊特色的低年级护士培训计划,利用导师制人才培养方法,由科室中青年护理骨干帮助新入职护士进行全面的自我分析,发掘其个人特长及优点,引导新入职护士找到适合自己的职业发展方向并做好个人职业规划。

6. 护理管理者承担起护士职业生涯规划引导者的角色,对护士进行职业规划相关培训,结合医院发展需求以及个人实际情况,组织并帮助护士确定个人发展方向,护士每三年制订职业规划表,每年制订计划总目标与短期目标以及相应的完成时间,每月填写职业规划执行手册并考评计划完成情况,根据总体目标进行修改和完善,年终对当年目标进行考核和总结并制订下一年工作目标。其中三年职业规划表包括个体的自我认知,如特长、优势、不足、机会和威胁,个体对职业认知的方向和每一年的目标,以及职业规划与评价。

7. 搭建护士交流平台,提供职业规划课程的学习途径和平台,增进护士对职业规划的了解和认知,促进自我思考。

8. 引用商业化的管理模式进行护士管理,实行共同参与式的、以护士为中心的领导方式,增强护士的责任感,激发责任心和创造性,激励护士的自我发挥。

9. 通过制订合理的工作作息计划,调整人员结构等措施,减轻护士工作负荷,缓解工作压力。不断优化科室工作环境,创造勤于学习、善于钻研及团队合作的良好氛围,减少护士的职业倦怠感,提升工作满意度,促进护士做好职业规划。

(周丽华　谢红　蒋碧)

第四节　门诊护士的培训与考核

一、门诊护士分层培训计划

结合妇幼专科医院特色建立护士岗位胜任力模型,利用"洋葱模型"从表层、中间层和核心层三个层次构建培训体系整体架构(文末彩图 4-1),旨在为妇幼专科医院护士的培训体系设置、考核标准制订及岗位层级的进阶管理提供理论依据。表层即知识与技能,是护士岗位胜任力所要具备的基本要求,该层容易了解和测量,可以通过培训提升,但不能区分绩优者与一般者;中间层即能力,是区分优秀护士的潜在特征;核心层即职业素养,是最里层的胜任特征,是人内在的、难以测量的部分,最难改变和发掘,但它们是鉴别表现优异与否的决定因素。

二、门诊护士分层培训考核

(一)考核方式

1. **知识**　日常抽查、笔试或在线考试等。
2. **技能**　日常抽查、操作考核。
3. **能力**　日巡查、临床工作质量等多种形式。
4. **素养**　临床工作、患者沟通、同事协作等多种形式。

(二)考核内容

1. **知识与技能**　基础知识与基本理论、专科知识、急救与应急、规章制度、院感防控、操作技能及急救技能。
2. **能力**　患者管理、沟通协调、工作质量完成情况等(临床、教学、科研)。
3. **素养**　职业形象、职业情感、职业伦理。

(三)考核结果

1. 对全年知识、技能、能力和素养的考核取平均分后按权重计算年终得分,得分 ≥80 分为"能胜任",得分 <80 分为"不能胜任"。
2. 考核结果与层级晋升、评先评优等挂钩;一次考核结果为"不能胜任"者,延缓晋升层级一年,依此类推;"不能胜任"次数达到层级晋升整年数要求的 2/3 者降为下一层级。

三、门诊护士的绩效考核

1. **考核的原则**

(1)客观公正的原则:对工作人员的考评严格按照考评的程序、方法、标准,以客观事实为依据,坚持求真务实,客观公正地考评被考察对象。

(2)民主公开的原则:改变以往考核中存在的单纯由上级实施考核的模式,实行上级、同级和下级共同参与考评的立体考评方法;并适时公开考评结果,以利于护士的参与和监督。

（3）注重实绩的原则：落实绩效考核以提高临床护理质量为最终目标，侧重考核护士的实际工作能力，包括护理工作数量、质量、技术难度、患者满意程度等。

（4）科学合理的原则：细化量化考核指标，充分体现多劳多得、优绩优酬。调动护士积极性，保证工作持久开展。

2. 考核对象及内容

（1）考核对象：门诊部各层次护士。

（2）考核内容

1）基本考核项目：①临床护理工作：数量、质量、难度（40%）。②劳动纪律及仪表（10%）。③协作精神与参与管理（10%）。④护理质量控制（30%）。⑤临床带教（10%）。⑥医德医风：按医院考核标准。

2）加分项目：①加班。②应急时服从安排。③杜绝差错。

3）扣分项目：①因查对不到位发生差错。②发生护患纠纷。③投诉属实。

3. 考评的组织领导

（1）考评工作由护理部组织，各科室管理小组负责考评。

（2）各科室管理小组对护士进行直接考评，护理部对考核工作进行指导与监督。

4. 考评办法　以护士绩效考核表为基准，对护士进行测评。

（1）每月测评一次，年终总评。

（2）方法：采用科室管理小组评价、同科室护士互相评价，如有临床带教应把带教对象的评价纳入考评内容。

（3）结果：基本考核80分合格，加、减分项目进行单项奖励或惩罚，每月考核结果由科室考核小组审核，与当月绩效挂钩。年终考核为综合测评，等级分为优秀、合格、基本合格、不合格四个档次，优秀率不得超过5%。

（4）通报：平时考评与年度考评相结合、定性考评与定量考评相结合，每月对目标完成情况进行考核通报，及时反馈。

5. 考评结果的应用

（1）绩效考核结果与护士的收入分配、职称晋升、学习进修、奖励评优等结合。

（2）年度先进个人从绩效考核优秀个人中产生。

（3）绩效考核不合格者，要给予教育，限期整改，由科室管理小组对整改情况进行鉴定。

6. 其他事项

（1）因病、事假或外出进修、学习等原因，累计时间超过6个月的人员，不进行年度绩效考核。

（2）新进人员未满6个月者，不参加当年年度绩效考核。

（朱　惠）

第五章 门诊护理教学管理

第一节 门诊教学管理制度

教学管理制度是指根据一定的标准组织所有的教学活动,有效地控制教学中可能对教学质量产生影响的各个环节及各种因素,使之处于最佳状态,保证教学质量,不断提高教学水平,是保障门诊教学有效运行的组织形式和行为规范,即教学管理制度是教学管理体系和带教老师行为准则的总和。

(一)门诊教学管理的内涵

1. **教学过程管理** 教学过程是以学生教学大纲、学习要求与学习目的为基础,以带教老师为主导所进行的活动。教学过程的管理,也就是按照教学的顺序采取相应的方法,通过计划、实施、检查和总结等措施来实现教学目标、提升教学质量的过程。

2. **教学组织管理** 教学组织管理是指对带教团队的人员管理,明确人员职责分工,管理有层级体现,如科护士长 - 护士长 - 带教老师三级管理等。

3. **教学质量管理** 教学质量管理是按照教学计划安排教学活动,并对教学过程的各个环节进行质量控制的过程。教学质量管理的核心任务在于提升教学质量。

(二)门诊教学管理制度

1. **目的** 明确门诊护理教学管理人员工作职责,为教学工作提供指引,确保护理教学工作的顺利实施,提升教学管理水平。

2. **适用范围** 门诊护理教学管理人员。

3. **工作职责**

(1)护士长:全面负责门诊教学规划、审核、质控等工作,负责教学日常管理,组织开展教学活动及教学改革,指导带教老师。

(2)带教老师:需制订带教计划,组织开展教学活动,按计划完成各类别学生带教任务,具体负责各类别学生的日常管理,包括排班分组、培训及考核等。

4. **教学方式** 带教老师根据教学计划开展教学活动,可采取教学查房、小讲课、病例讨论、操作示教、文献报告、情景模拟等多样化的教学方法,指导学生做好门诊护理工作。

5. **考核方式** 学生考核方式包括入科 - 在科 - 出科三个阶段考试。带教老师应做好学生平时考核,学习结束前进行出科考试。不同类别的学生可适当调整考核次数及考核难度。学生出科时完成满意度评价、教师自我反思评价等。

6. **教学质控** 护士长每月对科室进行教学质控,抽查带教老师教学计划及临床带教情况;组织教学工作会议、对存在问题进行讨论及整改。质控方式可通过学生评价、临床教学质量检查表等方式检查,每批次学生带教结束后进行阶段性总结,运用质控图、柏拉图、鱼骨图等质控工具进行数据分析,采用PDCA管理持续改进教学质量。

(杨 云 康冰瑶)

第二节 门诊教学架构体系

门诊教学管理架构体系是门诊学生交接、带教管理、质量控制最基本的结构依据,常见的组织构架为护士长统一管理与带教老师指导相结合的结构形式。以护士长 - 副护士长 - 带教老师三级管理为例详细介绍门诊教学架构体系(图5-1),具体职责如下:

1. **护士长** 全面负责教学的日常管理、督导和统筹工作。

2. **副护士长** 在护士长领导下协助护士长进行护理管理,分管护理教学。制订护理教学计划,组织实施并做好记录、总结;制订并组织实施本科室护理教学计划,每月定时完成教学质控;按时完成教学工作手册。

3. **带教老师** 根据教学大纲及学生需求,制订各层次教学计划,并监督执行;负责学生的入科培训、出科考核及座谈,收集反馈意见;做好学生在科室学习期间的日常管理,必要时向护士长反馈学生情况;指导学生实施门诊护理操作,提升专业实践能力,并保障患者安全;每周组织教学活动,做好记录及评价。

组织各类课堂授课、命题、阅卷、竞赛等教学活动;开展教学创新,不断提升教学质量;做好教学资料记录及归档管理;协助护士长制订各层级护士培训计划;定期组织开展分层培训和考核;组织科室业务学习和护理查房;组织论文投稿及参会。

对于不同层次的学生,如进修生、规培生、实习生,可根据科室人员情况安排不同资质的带教老师,如进修生及规培生带教老师应具有本科学历、中级及以上职称、3年以上带教经验、5年以上工作经验;实习生带教老师应具有大专及以上学历、初级及以上职称、1年以上带教经验、3年以上工作经验。

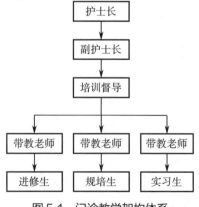

图5-1 门诊教学架构体系

(杨 云 康冰瑶)

第三节　门诊教学品牌建设

一、儿科门诊教学品牌建设

临床护理教学是将护理理论与临床实践相结合的重要枢纽,而教学特色建设与品牌打造不仅是科室发展的需要、提高教学效果的有效手段,更是优质护理教育改革发展的必然。重视临床教学工作,不断创新教学理念,改革教学方法,开展特色教学活动,根据儿科门诊专科特点打造儿科门诊特色教学品牌。

(一)总体目标

基于建构主义理论,创建具有儿科门诊"任务驱动式"的教学品牌,建立科学、规范的教学管理模式,打造一支"双师型"师资团队,提升儿科门诊护理教学质量。

(二)指导思想

1. **建构主义**　以学生为中心,开展体验式 - 探究式教学,让学生在工作和学习过程中主动探索、主动发现,培养具有扎实的专业知识、良好的人文关怀及临床思维能力的学生,为患者提供优质、高效、安全、规范的护理服务。

2. **知行合一**　以马克思主义实践论为指导,借鉴中国传统的知行观,将理论应用到实际工作中,开展体验式 - 探究式教学,让学生在临床护理实践的基础上实现认知与行为的辩证统一,做到知中有行,行中有知。

(三)教学理念

倡导以需求为导向的教学理念,打破理论灌输的旧格局,在结合培养目标或大纲要求的基础上进行需求调查,充分了解低年级护士和实习护生的学习需求,推行以需求为主导的学习与培训理念,充分调动学习者的学习兴趣与热情。

(四)具体实施

1. **完善各层次的培训方案**　根据实习大纲,为护理专业实习护生制订临床教学路径表,根据不同层次学生特点制订各层次教学活动流程,做到因材施教。

2. **制订特色教学计划**　根据儿科门诊工作情况列出需要学生完成的任务清单,创建具有儿科门诊特色的教学计划,遵循"以学生为主体,以教师为主导"的原则,根据建构主义随机进入式教学,让学生自主选择任务去完成。

3. **改革教学方法,丰富教学活动**

(1)积极开展体验式教学,让学生作为患者家属陪同就诊,充分感受儿科门诊患者就医体验,启发学生对人文关怀的思考,使学生在开放的实践教学环境中,充分发挥主观能动性,深化教学内涵。同时让学生从患者及家属的心理、就医流程、优质护理服务需求等各方面提出改进的措施或策略。

(2)采用 CICARE 沟通模式进行沟通,即接触(connect)→介绍(introduce)→沟通(communicate)→询问(ask)→回答(respond)→离开(exit),通过 CICARE

沟通模式学生可在临床工作中收集和建立语言库,体验"说话的艺术",提高学生的沟通技巧和能力。

（3）实施"任务驱动式"教学模式,开展兼具趣味性与知识性的教学活动,寓教于乐,寓学于乐。将理论与实践结合,实现教、学、做一体化,发挥教师的主导作用,从而引导学生主动学习,形成教师与学生互动的良性循环,改善教学质量。例如:知识竞赛、情景演练、儿童医疗游戏、健康课堂等。

（4）采用操作技能直接观察评估（direct observation of procedural skills, DOPS）进行操作技能考核,教师通过直接观察学生技能操作的过程及时给予评估和反馈,客观、全面地评价学生的学习效果。统一课件及各种操作流程,专人进行操作示范及考核,达到同质化、规范化、专业化、标准化。

（5）采用非标准化考核模式检验学生临床培训效果,注重学生对知识综合运用能力的考核,培养学生临床思维,培育学生的批判性思维、创新能力及独立思考能力。

4. **提升师资水平**　对骨干带教老师进行建构主义师资培训及教学活动,完成教师进阶培训。在科室建立教学小组,进行教学培训,如授课技巧、建构主义教学理论知识的讲解、人形图护理查房的学习等,持续提升儿科门诊教学师资水平。

5. **建立实践教学品牌化考评体系**　遵循"形式多样,综合考评"的原则,综合考量学生的课程参与积极性、学习表现及学习效果等。引入全面的岗前培训评价标准,多维度进行教学评价,包括带教老师培训评价,教学效果评价,教学反馈评价等,实现评价主体多元化,以评促改,提高培训质量。

二、妇产科门诊教学品牌建设

教学品牌是教学特色的体现,是一种通过名称、术语、标记、符号或设计等元素,或是它们的巧妙组合,用于辨认并使之同其他科室的教学区分开来的手段。

（一）含义

以"建构主义教学"理论为指导思想,利用多媒体摄录系统开展"微格教学",实现"信息化+微格"教学的结合,从而打造具有妇产科门诊科室特色的教学品牌。

1. **信息化教学**　一是运用互联网信息技术打造信息化教学平台（互联网、微信、QQ、APP等）;二是运用信息化技术贯穿整个教学过程,如在线课堂、多媒体教学、翻转课堂、慕课等,努力实现信息化知识管理平台、信息发布平台、协同工作平台、师生交流平台等的推广和落实,让学生主动、高效学习。

2. **微格教学（micro-teaching）**　是将学习内容切分成小的单元或微小的知识点,然后通过短视频、小讲解等形式进行呈现和传授,以训练学生某一技能或理论知识点为目的的教学方法。

（二）优势与机遇、问题与挑战

打造教学品牌的关键在于对本科室的现状进行深入、全面、细致地调查,针对学生与科室的发展需求以及社会对教育的现实需要制订教学培训计划和教学品牌建设目标。同时还需对科室教学发展所面临的客观条件进行分析,包括优势与机遇,以及问题与挑战。

1. 优势(strengths)

(1)护士长重视、监管严格,教学组织构架清晰、分工明确。

(2)人才结构合理,学历及职称情况良好、门诊职业生涯规划清晰。

(3)科教一体。

(4)科室教学氛围浓厚,全科重视护理教学工作,热爱教学工作,行动力强。

(5)门诊护理具备专科特色,科室在教学方面具有较丰富经验,善于激发学习兴趣和热情。

2. 劣势(weakness)

(1)教学品牌建设起步晚,暂未形成鲜明的教学特色,欠缺品牌效应。

(2)妇产科门诊工作量大、节奏快,同时需要完成高质量本职工作和教学任务,对临床教师的综合能力和岗位胜任能力具有双重挑战。在统筹安排、时间分配等方面具有难度,短、平、快的门诊沟通过程,可能会让学生感到不知所措和无从下手,不能快速进入学习工作状态。

(3)学生层次单一,轮转时间短。

(4)妇科门诊护理操作相对较少。

3. 机会(opportunities)

(1)医院、护理部层面和科室领导对教学工作的重视,提供学习平台、培养教学名师。

(2)新入职人员(全日制本科学历),为科室储备教学力量。

(3)教学奖项:根据评奖细则,有利于制订科学教学计划、进一步激发全科教学热情。

(4)申请教改课题:持续科教一体。

(5)发表教学文章:有利于总结教学经验、使教学质量进一步提高,形成丰富教学经验。

4. 挑战(threats)

(1)医院各科室着力教学品牌建设,部分科室已形成鲜明教学特色,机遇与挑战共存。

(2)新媒体的发展可融入临床护理教学中,未来科室教学的发展方向、成果均可围绕新媒体开展教学品牌建设。

(三)具体实施

明确"信息化 + 微格"教学内涵以及教学发展方向,制订相关教学计划、实施方案、明确分工落实人头,保障品牌教学持续、正常地开展。

1. 前期人员准备,确定平台,选定微格板块系列主题;教案准备,教学目标、教学内容、提问与思考、互动、教学评价和改进;确定实施方法、运用工具、具体实施步骤及细则；教学评价工具、手段（教学效果评价，对教师思维、能力、教学水平的评价）。

2. 合理利用资源，发挥各方面最大优势。开展定期品牌进度碰头会、质量控制讨论专题会、护士长教学监管以及带教老师个人发展及持续改进，达到资源利用率最大化。

3. 科教一体化，以科学、科研的视角进行教学管理，科教相辅相成共出成果。

（四）保障措施

1. **制度保障**　医院相关教学规章制度，对带教老师个人行为具有约束力。

2. **教学体系保障**　医院、护理部、科护士长、教学护士长、教学助理形成阶梯式教学监管模式。

3. **人员保障**　护士长根据教学计划，机动排班，保障正常教学时间。

4. **资源保障**　争取资源，多方请教，形成品牌意识和能力。

5. **拓展保障**　积极参加国内外教学会议，不断优化思路，丰富教学品牌建立。

6. **信息化保障**　和跨行业的信息化人员交流，不断丰富高质量妇产科门诊教学资源。

（五）评价指标

1. 自我评价（授课能力、教案准备）。

2. 师生互评

（1）教师评价学生：学习兴趣、评判性思维的培养、分析问题解决问题的能力、团队协作以及科研思维能力、知识点掌握情况。

（2）学生评价：老师授课能力和组织协调能力。

3. 举办座谈会了解教师、学生对微格教学法的体会、建议。

（康冰瑶　伍姗姗　李小翠）

第四节　实习护士/进修护士管理

为了加强门诊对实习护士的规范化管理和提升进修护士的专业能力，确保临床工作正常运转，特制定本管理办法。

（一）组织管理

科室根据实习大纲以及个人需求、进修要求和学习需求拟定并实施教学计划，指定专人带教。定期组织教学评估，持续改进教学质量，对业务培训、纪律要求和日常考核进行管理。

（二）教学管理

实行护理部 - 大科 - 科室三级管理体系。科室管理要求如下：

1. **教学护士长（副护士长担任）**

（1）教学护士长每月教学督查，及时反馈护士长，必要时向护理部汇报。

（2）组织并负责审核出科考核。

2. **科室带教老师**

（1）组织入科培训，调查学员学习需求，制订教学计划。

（2）做好实习生和进修护士日常管理，负责考勤并进行抽查考核。

（3）指导实习护士从事临床护理实践，巩固专业知识和技能，熟悉专科理论及技能，运用护理程序实施整体护理。指导进修护士从事临床护理实践，全面掌握专科理论及技能，学习护理新知识、新技术、新业务、新方法；参与护理科研、临床教学及护理管理；结合自身情况参加院内继续教育讲座。

（4）每周组织 1 次教学活动，例如小讲课、病案讨论、教学查房、操作示教等。

（5）学员出科时收集意见并组织整改。

3. **考核及鉴定**

（1）不定期抽查实习护士和进修护士临床实践情况、做好教学记录，并及时反馈护士长。同时护士长会不定期进行抽查和考核。

（2）实习结束前 1 周，指导实习护士做好个人总结。完成出科考核及实习鉴定，考核结果记入实习手册。进修结束前 1 周，进修护士完成个人进修总结，填写进修鉴定表并上交护士长，到护士长处领取离院通知书及进修鉴定表。各科室组织考核并作出书面鉴定，考核结果记入进修鉴定表，考核合格者方可获得结业证书。进修考核完毕后，由护理部统一收集进修鉴定表并送交相关部门。

（3）考核内容及方式

1）本科生：临床技能；完成 1 次小讲课及 1 次护理查房。

2）大专生：抽考 1 项专科护理操作；组织理论考试。

3）进修护士：临床技能；完成 1 次小讲课或护理查房。

4）进修护理管理者：完成 1 次管理查房，撰写 1 份管理专案。

（三）实习 / 进修护士工作守则

1. 服从医院及科室管理，严格遵守各项规章制度，认真做好本职工作，爱护医院公共设施，违者按有关规定予以相应处理。

2. 严格遵循实习和进修大纲，未经护理部同意不得自行调整实习和进修科室及时间。如出科考核不合格或病事假超过该科实习时间 1/3，则应重新实习。

3. 进修期间原工作单位不得以任何理由更换进修人员。提前或中途终止进修者将不作鉴定，不退还进修费。

4. 严格执行各项护理工作制度，严防差错事故的发生。如因个人原因发生护理不良事件，应及时向科室护士长汇报，积极进行善后处理，并作书面检查。情节严重者应中止实习和进修，不予颁发进修证书，并按医院医疗事故处理办法有关规定执行。

5. 提前结束实习,应由其院校教学主管部门向医院提交正式公函,实习科室护士长方可同意,并到护理部及教务部备案。

6. 工作期间应注意保护患者隐私,不得外泄患者信息。不得外泄进修医院、科室、患者资料和照片等信息。

（四）请假条例

1. 因病需休息者应出具医院证明,由所在科室护士长批准,交护理部备案。因疾病不能胜任学习者应终止实习 / 进修。

2. 如有特殊情况需请事假者应提交书面申请,事假在 3 天之内由所在科室批准,3 天以上由护理部审批。

3. 进修 3 个月及以下累计请假不能超过 3 天,进修半年累计请假不能超过 5 天,否则不予颁发结业证书。由于请假所耽误的时间,不补假也不顺延。进修期间不享受探亲假和年度公休假。

4. 如参加毕业双选会或学校特殊活动,应由学校向护理部发送公函,护理部通知科室做好安排。

（五）特殊情况

在实习和进修过程中,有以下行为之一者立即终止实习和进修资格,医院保留向实习生所在学校以及进修人员所在医院通报情况的权利。

1. 实习和进修过程中弄虚作假,任何时候一经查实,立即终止实习和进修。

2. 无故迟到、早退、脱岗、私自换班≥3 次或旷工累计超过 1 天。

3. 发生偷盗、违反医院规章制度等不良行为。

4. 实习和进修期间因服务态度恶劣、工作责任心差,严重违反医院规章制度而发生医疗差错、引发医疗纠纷、造成医疗事故,应追究刑事责任者须移交司法机关。

（伍姗姗　李小翠）

第五节　门诊临床带教老师管理办法

为明确临床教学人员工作职责,指引实际工作,保障护理教学工作顺利实施,全面提升护理教学质量,门诊对临床带教老师管理办法具体如下:

（一）师资遴选

带教老师遴选程序严格按照护理部要求执行,带教老师必须符合任职要求,聘任期考核合格才能继续聘任。

1. **基本要求**

（1）培训督导:护理专业本科及以上学历;注册护士,CN3 及以上;本科毕业从事本专业护理工作 10 年及以上,硕士及以上毕业从事本专业护理工作 5 年及以上。

（2）临床护理带教老师：护理专业本科及以上学历；注册护士，CN2 及以上；本科毕业从事本专业护理工作 5 年及以上，硕士及以上毕业从事本专业护理工作 3 年及以上。

2. **素质要求** 热爱带教工作，有较强临床带教意识；良好的个人素养和职业操守；具备良好的团队协作精神；身心健康。

3. **知识要求** 具备自身层级护士所应具备的知识要求；牢固掌握护理专业知识及操作技能，熟悉相关人文学科知识；了解国内外本专业护理发展趋势；有一定外语能力。

4. **能力要求** 具备自身层级护士所应具备的能力要求；良好的沟通协调能力；良好的口头、书面表达能力；独立处理专科护理问题的能力；一定的科研创新思维；熟练使用常用计算机办公软件。

（二）工作内容

临床护理带教老师在护士长领导及培训督导指导下负责本科室临床教学的具体工作，工作职责、权限及工作需达到的质量标准如下：

1. **工作职责**

（1）完成日常教学工作

1）根据科室制订的教学计划，督促和指导学生完成学习计划。

2）做好学生在科室学习期间的日常管理，必要时向护士长和培训督导反馈学生情况。

3）指导学生实施责任制整体护理，提升专业实践能力，并保障患者安全。

（2）参与教学创新的开展，不断提升教学质量。

（3）协助做好教学资料记录及归档管理。

2. **工作权限**

（1）对本科室各项护理教学工作的指导和建议。

（2）协助培训督导完成教学计划及教学制度执行情况的落实。

（3）协助护士长完成对临床教学工作落实情况的监督检查权及指导权。

3. **工作质量标准**

（1）教学目标明确，教学方法科学。

（2）教学任务贯彻执行及时、有效。

（3）各类资料记录和存档管理规范。

（4）保证教学质量，教学评价≥90 分。

（5）无教学不良事件。

（三）**教学分工**

教学安排见表 5-1。

（四）**师资培训与考核**

1. 建立科室护理师资个人信息及教学科研成果表，并动态更新。

表5-1　教学安排表

岗位	教学分工安排
护士长	支持、指导、监督科室教学工作
副护士长	分管科室教学工作,整体规划科室教学发展方向、把控教学质量、进行教学改革、监督指导带教老师开展教学工作并持续改进
培训督导	指导、监督带教老师开展教学工作,担任护理本科临床见习带教老师
总带教老师	负责本科室整个PDCA教学流程实施和学生日常管理工作
带教老师	负责具体带教工作和学生日常管理工作

2. 科室每年组织教学集中培训1次,护士长排班上尽量保障带教老师参加医院教学培训,有计划地选派带教老师外出学习。

3. 教学护士长每月进行一次教学质控检查,并填写护士长教学质控记录、总结表;培训督导不定期检查带教老师工作完成情况和学生学习情况。

4. 大科、护理部教学质控前,带教老师负责组织科室教学质控自查。

5. 科室对带教老师实行动态管理,年度考核不合格者终止聘任。

6. 带教老师的绩效考核结果与奖励评优挂钩。

（五）年度考评

1. 基本要求

（1）教学目标明确、完成教学计划。

（2）教学方法多样、效果好。

（3）教学记录和资料规范。

（4）教学认真负责、为人师表。

（5）专业理论扎实、操作正规娴熟。

（6）与同事、患者及学生沟通良好。

（7）教案撰写及课件制作规范。

2. 年度考评细则表（表5-2）

表5-2　临床护理带教老师年度考评表

教师姓名：　　　　科室：　　　　评分：

考评内容							评分	备注
教学工作量（40分）	实习	层次	本科	大中专	进修	专科护士	规培护士		每带教一名学生0.5分,总分超过40分者加分最多至40分。带教本科实习生另加5分
		人数							
	见习	层次	本科	课堂授课	层次	本科	大中专		
		学时	每6学时1分		学时	每3学时1分	每6学时0.5分		

续表

考评内容		评分	备注
教学质量（40分）	教学目标明确、完成教学计划（10分）		
	教学方法多样、效果好（10分）		
	教学记录和资料规范（5分）		
	教学抽查情况（5分）		
	学生满意度（10分）		
教学能力（20分）	教学认真负责、为人师表（5分）		
	专业理论扎实、操作娴熟（5分）		
	与同事、患者及学生沟通良好（5分）		
	教案撰写及课件制作规范（5分）		
教学成果（加分项目）	教学创新（15分）		□有方案并实施（5分） □教学效果好（10分）
	教学论文		第一作者发表论文： □普通期刊5分/篇 □统计源10分/篇 □核心期刊20分/篇
	教材编写		□主编20分/本， □副主编10分/本 □参编5分/本
	教学课题		□申报10分 □立项20分
	教学获奖		□院校级5分 □省市级10分 □国家级20分
科室意见	护士长签名： 年　月　日		
护理部意见	护理部（盖章）： 年　月　日		

备注：①考核标准：优：总分≥90分；合格：≥80分；不合格：<80分。不合格者取消带教资格。
②经考核合格的原有师资可不竞聘而续聘，新增带教教师由科室组织竞聘演讲，考核合格后上岗。

（六）优化师资队伍

1. 科内定期组织教学培训、教学讨论等活动,护士长定期组织召开教学会议。

2. 安排带教老师参加院内外师资培训、教学观摩、教学研讨会等,规范带教老师个人教学行为,提升科室整体教学水平。

3. 鼓励带教老师学历提升和个人职业化发展,提高带教老师个人综合素质。

4. 发展新晋带教老师,为科室教学队伍注入新鲜血液。

（伍姗姗　李小翠）

第六节　门诊护理教学实践

门诊护理教学实践是强调以学生为中心,注重引导学生对知识的主动探索、发现以及对所学知识框架和意义的主动建构,引导学生从原有经验出发,构建起新的经验,基于建构主义理论,利用科学的质量管理模式 PDCA 进行的临床教学实践,如今已广泛运用于各类管理工作,以下以实习教学为例进行一一阐述。

（一）计划阶段

1. **教学平台**　在护士长领导下建立清晰的教学管理组织架构,明确分工,各司其职,鼓励科室全体成员参加带教,壮大教学团队。

2. **安排师资**　科室带教工作主要由培训督导和带教老师担任,负责科室教学计划的制订、实施,安排不同资历的带教老师负责不同层次的学生教学。

3. **拟定计划**　科室依据实习大纲、护士岗位胜任力、培训需求分析,制订临床教学路径表。

4. **了解学生基本情况**　通过学生实习交接表了解到学生基本情况。

5. **入科准备**　学生入科前应做好准备工作,包括教师课件、教学用书、学生排班、欢迎卡制作、教学道具及场地设施准备等。发布教学进度表,参与带教的老师按进度进行自我教学管理。

（二）实施阶段

1. **入科培训**　入科当日举行欢迎会,既能消除学生的陌生感,又使其能快速融入集体,适应新的环境。带教老师分别对科室环境、人员、专科特点、教学计划进行介绍和讲解,学生签署岗位同意书、知晓岗位要求后再进入工作岗位跟班学习。

2. **学习需求评估**　学生学习评估问卷在入科第三日完成,通过学生角色认知、性格类型、学习风格等评估,针对学生整体情况的同异性,在完成临床路径基本要求的前提下,进行特色的个性化教学。

3. **实施教学计划** 带教老师按照教学临床路径实施教学,通过对学生职业素养、专科理论知识、临床技能、沟通技能四个维度培养学生工作胜任能力。运用建构主义教学方法,如以问题为导向的教学、以案例为基础的教学、翻转课堂、情景模拟等让学生主动学习,构建知识。

4. **智慧教育** 目前信息化、智慧化教学已是非常热门的发展方向,通过APP、链接浏览移动学习平台以及教学资源库,让学生自主学习、随机学习,以达到更好的教学效果。

(三)检查阶段

科学、全面的教学评价体系能够发现教学过程中的问题和不足,能够客观地反映出现问题的实质原因,教学质量评价应同时对学生和教师进行。

1. **学生考核** 教师对学生进行入科摸底考核;过程考核(平时表现、临床技能、专业知识、每周督查、护士长月质控);出科考核(专科理论、学生胜任力、非标准化答案)。

2. **学生评教** 学生出科前对科室带教老师进行满意度评价,对整个教学过程提出建议和意见。对于学生提出的问题带教老师应予以反馈,必要时进行整改。

3. **教师自评** 如果学生评教是负反馈,教师自评则是正反馈,正负反馈能从不同维度进行更全面的评价。完成评价后,教师从教学亮点、教学不足、改进措施等方面进行反思记录。

4. **教学质控** 教学质控总体由护理部-大科-科室进行三级质控管理,对教学活动全过程动态管理,对追踪发现问题运用质量管理工具进行分析、持续改进,并追踪改进效果。

(四)处理阶段

1. 学生出科前,带教老师组织一次出科座谈会,访谈学生学习收获、感受等,了解其学习过程中存在的困扰和疑惑并为其答疑解惑。

2. 填写学生交接表,教学资料归档。

(伍姗姗 李小翠)

第七节 门诊教学质控

教学质控可以发现教学工作各个环节存在的问题,是保证教学质量的重要手段,是教学工作评价的重要指标。科学的教学组织构架图是提高教学质量的基本保障,其中培训督导是教学工作的计划者;指导老师是教学工作的实施者;护士长是教学工作的监督者。每位成员各司其职,一起相互协作提升门诊教学质量。

1. **教学质控目的** 通过质控可以全面地评估及分析教学中存在的问题,及时找到原因,并且在下一次质控时重点观察上次质控的问题是否解决,从而不断提高门诊带教质量。

2. 教学质控执行者　护士长。

3. 教学质控时间　每月一次。

4. 教学质控项目　根据科室教学团队的分工执行情况、学生的考核、教学文书的书写等。

5. 具体内容如下

（1）师资配置（5分）：依据学生特点、专业特点和能级对应合理配置教师;同类学生师生比≤1∶2。

（2）教学计划（40分）

1）培训督导（15分）：①组织入科培训、需求评估、计划制订、出科考核、每周开展教学活动,流程规范,效果良好。②每周督导带教老师完成临床教学路径周计划。

2）指导老师（15分）：①知晓并完成临床教学路径周计划。②根据学生需求提供适宜的教学内容及方式。③每月完成导师辅导并做好记录。

3）跟班带教老师（10分）：①知晓并完成临床教学路径周计划。②根据学生需求提供适宜的教学内容及方式。

（3）学生考核（35分）

1）职业素养与护患沟通。

2）知晓临床教学路径周计划及岗位工作流程。

3）专科理论、操作技能、反思日记、学习笔记。

（4）教学文书（20分）：学生交接表、学习需求评估表、临床教学路径表、培训实施记录、出科座谈记录、每批次学生成绩分析、每月教学资料归档。

6. 评价等级及评分说明

（1）各项指标按照优秀、达标、未达标三个等级进行评分,优秀5分、达标3分、不合格1分。

（2）评价结果：优秀（总成绩≥90分）、达标（60分＜总成绩＜90分）及未达标（总成绩≤60分）。

（伍姗姗　李小翠）

第六章 门诊护理科研管理

第一节 门诊科研管理架构与制度

门诊护理科研管理是充分发挥医院在自身科研管理与监督工作中的主体作用,提高科研管理水平。为充分调动门诊护士的科研积极性,提高医院门诊护理的科研水平,保证科研工作的顺利开展,特制定本管理架构及制度。

一、门诊科研管理架构

门诊护理管理小组成员应根据实际护理单元人员情况、护理科研岗位设置情况、门诊护理科研任务量来进行设定,成立门诊部的护理科研管理体系,以便规范、有序、高效地开展门诊护理科研工作,成员通常包括护士长、副护士长、科研护士等。

1. 门诊护理科研管理小组职责

(1)组织实施门诊护理科研管理相关规章制度与实施细则。

(2)关注门诊护理研究发展动态及相应的门诊护理国内外研究动态,组织编制门诊护理科研规划草案。

(3)及时提出合理化建议并拟定出新的门诊护理科研项目,编制并组织实施年度门诊护理科研项目计划,监督有关执行情况及科研经费的使用。

(4)负责对门诊护理科学研究项目的验收认证及定期考评事宜。

(5)积极争取重大的科研项目,扩大门诊护理的学术影响。

(6)研究新的科研工作体制,提高门诊护士科研水平,促进科研成果转化,提供科研咨询服务。

2. 门诊护理科研小组各成员职责

(1)护士长:领导门诊护理科研小组制定科室各项科研管理规范制度,保障门诊护理科研工作有序开展。全面负责门诊部的科研工作,把控科研选题的重点、方向,了解门诊护理科研的最新进展及动态,对科研护士及其他科研小组成员工作进行监督与指导。护士长应全面了解门诊部护理科研队伍概况,完成门诊部护理科研的培养与人才储备,计划及安排科研小组成员对外的学习与培训。

(2)副护士长:在护士长的指导下实施门诊科研管理工作,包括科研计划的制订并落实。应全面了解科研小组成员的科研能力及需求,掌握门诊护理科研相关的研究前沿,全面安排全年的科研工作,包括科研实施重点,项目实施的时间、人员、方法等。对科研小组成员的科研方法、门诊科研新进展等方面定期进行培训,以提高门诊科研护士的科研能力。定期督查科研护士对科研项目的完成情况及成果,运用质量管理工具进行科学分析并改进,不断优化门诊科研培训方式。

（3）科研护士：为科研专职岗位,根据护理部的要求及科室需求设定,负责协助科研管理与培训、科研咨询与指导、科研项目管理。

二、门诊科研管理制度

门诊科研管理制度是为了强化科研管理,加强科研项目质量控制和约束科研工作人员而制定的各类科研规章、细则,是门诊护士必须遵守和执行的学术行为准则,属于门诊科研管理体系中非常重要的组成部分。制定科研制度,保障科研项目的实施与落实,及时评价科研项目实施的情况及效果,根据实施情况及效果定期对科研管理制度进行修订对科室的科研管理尤为重要。

1. 门诊科研管理制度的制定原则

（1）合规性：门诊科研管理制度应满足医疗机构及护理部的科研管理制度,避免内容及形式的不一致。

（2）合理性：制度制定的过程是一个动态发展的过程,在制定制度的过程中,应充分基于解决现实的科研问题而制定,使之具有合理性。

（3）可行性：门诊科研管理制度的制定过程应充分考虑科室护理各方面的情况,包括护理部对科研的工作安排、科室的护理科研人力资源情况、科室其他护理工作安排,保障门诊护理科研项目切实可行,避免门诊科研项目因其他因素的限制无法实施如人力、时间、空间等。

2. 门诊科研管理的类别

（1）门诊科研培训管理：在护理部科研规范的指导下,门诊护士的科研培训工作应根据门诊护士的需求个性化制订,并在护理科研培训过程中,适时进行调整,通过各种方式监督与检查保障培训计划的有效性,同时,安排科研护士对整个科研项目实施过程进行指导,并形成科研成果,如撰写科研论文,申请科研项目,并以成果为导向,良好推进门诊护理科研工作开展,培养高素质科研护理人才。

（2）门诊科研项目经费管理：门诊护理经费按照单位有关文件及财务制度进行管理,专款专用;凡列入年度科研项目计划的研究项目,门诊护理科研小组将根据计划任务书的要求,以合同的方式拨付资金,确保科研工作顺利进行;单位或个人因客观原因不能继续进行研究的,将停止拨付经费;所有的科研项目资助的经费,主要用于设备及耗材费、资料费、出版费、学术交流和科研奖励费等,不能将经费用于个人或他处。

（3）门诊科研资料管理：为了确保科研文件材料归档得齐全完整,各科研项目（课题）组、门诊护理科研小组应将所有科研文件材料（包括管理性文件、立项批文、计划书等）按年度、类别整理好后归档保存。

3. 门诊科研管理制度的修订与完善　除了定期常规的制度梳理修订之外,

遇到以下情况应该及时对门诊科研管理制度进行修订与完善：

（1）医疗机构或护理部相关的科研制度发生变化或有所调整时，应该及时完成科室相关科研制度的调整与修改，以适应新的科研管理方式及理念。

（2）门诊科研管理相关制度在实施过程中遇到问题或流程执行不通畅的情况下，应该及时调整修改相关制度，以保障制度能起到相应的规范作用。

（康冰瑶　谢　红）

第二节　门诊科研选题

一、门诊科研选题原则

选题即提出问题和确立研究问题，是进行科学研究的最重要且有决定意义的一步，是每项科研工作的起点。它在一定程度上反映了科学研究成果的价值，同时也决定了最后的水平。门诊护理科研选题与其他学科的选题原则一致，需要符合创新性原则、科学性原则、实用性原则、可行性原则以及伦理原则。

1. **创新性原则**　创新是科研的灵魂。创新性的选题指的是那些尚未解决或未完全解决的、预料经过研究可获得一定价值的新成果的课题。一个研究主题可以多次出现，也可以与他人的研究题材相似，但要有区别，包括观点和概念的创新；手段和方法的创新；技术和应用的创新等。在选择科研课题时，创新性可从如下几个方面来考虑：①填补某一领域上的空白，选择前人没有解决或没有完全解决的问题，探讨前人或他人尚未研究和涉及的课题。②前人虽已有研究，但本人在该原有基础上能提出新的研究结果。③国外已有的研究，国内需要结合国情进行论证，从而引进新技术填补国内空白。

2. **科学性原则**　科学是科研的骨架。科学性是指选题必须符合最基本的科学原理，遵循客观规律。选题必须以一定的科学理论和科学事实为根据，符合客观规律。科研设计必须具有科学性，用科学的概念和准确的语言正确地表达出来，且对选题必须有科学的论证。

3. **实用性原则**　实用是科研的意义。科学研究强调研究成果的实用价值，研究的预期结果应具有较普遍的科学意义和广泛的社会效益，具有推广应用的价值，要能被应用到实际护理工作中，解决临床护理问题，并指导护理实践。

4. **可行性原则**　可行是科研的基石。是指科研人员完成所承担课题的可能性。选题应与自己的主、客观条件相适应，具备完成和实施课题的条件，考虑既定经费、研究时限和人员配置是否合理，研究所需仪器设备和测量工具是否可操作，研究信息是否容易收集等。

5. **伦理原则**　伦理是临床科研需要考虑的重点，伦理原则包括有益原则、尊重人的尊严原则、公正原则和知情同意四个基本原则。伦理委员会要结合当地条件与妇女儿童的特殊性建立完善的审查程序,确保妇女儿童研究合乎伦理,妇女儿童伦理咨询也应得到充分利用,以确保与妇女儿童临床科研相关的人员能及时获得咨询。妇女儿童的临床科研需要在严格遵循伦理学原则的基础上充分考虑妇幼这一人群的特殊性,尽全力研究针对妇幼的科学设计试验,以使妇幼的临床科研更加符合伦理。

二、门诊科研选题来源

门诊护理研究包括门诊临床护理研究、护理教学研究以及护理管理研究三大方向,涉及研究类型囊括质性研究和量性研究;研究对象可选择门诊就诊任意年龄段的人群,且人群不仅限于门诊患者,还包括其家庭成员、养育者、医务人员以及日常接触人群等;研究范围不限于疾病,更包括患者心理、精神状态、家庭结构以及生活学习环境等。根据不同的侧重点选择不同的研究方向。

1. 门诊临床护理研究方向   门诊疾病与健康相关主题研究,根据门诊疾病谱的变化选择研究方向,其变化涉及的疾病均需门诊护理科研人员关注并研究。

(1)儿科门诊:各类慢性病发病率上升,尤其是成年人疾病年龄段下移,如肥胖、代谢综合征等。我国儿童常见的慢性病如哮喘、慢性肾脏病、糖尿病、风湿病、过敏性疾病,部分传染性疾病和新发传染病如手足口病、流行性乙型脑炎等,还有儿童心理疾病,意外伤害等。

(2)妇科门诊:子宫疾病(子宫肌瘤、子宫内膜异位症),宫颈疾病(宫颈炎、HPV 感染、宫颈癌),卵巢疾病(卵巢囊肿、多囊卵巢综合征、畸胎瘤)等。

(3)产科门诊:妊娠糖尿病、妊娠高血压疾病、母胎重危疑难病例等,都是值得关注的护理研究问题。

除以上需关注的疾病问题之外,儿童生长发育、喂养/营养、健康科普、性教育、女性/网络暴力、身体虐待、家庭结构等均为门诊护理研究选择的方向。围绕以上主题,门诊护理科研人员应大力去探究新的护理工具、护理方法、护理模式以及护理理论,例如运用门诊大量数据,构建疾病预防或诊断预测模型、产前筛查与产前诊断优化策略等。

2. 护理教学研究方向

(1)提高门诊护理教学质量:以如何提升门诊教学质量为研究核心,现阶段我国门诊护理有关教学方式改革、教学质量评价、本科生教育等已取得一定成果,未来可深入分析各部分内容适用的教学方式方法,并加强中职教学、实验教学及人文关怀教学相关研究。

(2)门诊护士核心胜任力:核心胜任力代表了一个专业最核心的特点和要求,从一定程度上体现了专业的精神面貌和专业文化。门诊护理研究需重视通过对门诊护士临床专科能力的评估,探索门诊护士临床专科培训方向,提高门诊护士核心胜任力,最终提高护理质量。

3. 护理管理研究方向

（1）门诊护理敏感性指标：在门诊领域有一些常见的护理敏感性指标，不仅提供了安全目标的测量方向，也显示了护理的效果，这些指标包括门诊患者满意度、门诊患者平均等候时间等。目前为护理管理者所关注的指标还包括护士每日工作时数、护士获得证书及培训情况、护士工作满意度等。但特异性高、灵敏度高的门诊护理敏感指标仍然缺乏，应大力探究与门诊特色紧密相关的护理敏感性指标，让持续质量改进成为医护管理工作不变的主题。

（2）门诊专科护士团队建设：随着社会的发展，医学科学的分科越来越细化，临床技术对护理技术与服务的要求也越来越高。从医院到社区，从医疗到康复，护理队伍建设的多元化、立体化，才能满足人民群众对健康的需求，因此，门诊专科护士团队建设相关研究刻不容缓。

（3）门诊护士心理相关研究：国内护士心理健康状态不佳发生率较高，护士心理相关问题越来越突出。门诊护士在护士群体中较为特殊，与其他科室相比，门诊护士在工作中的服务对象人流量大、环境复杂，给护理工作带来一定的困难，护士长期工作在嘈杂、喧哗的环境中，精神高度紧张，直接影响门诊护士的身心健康和护理工作质量。因此，如何提高门诊护士的心理健康水平是亟待解决的问题。

（4）互联网与门诊护理：国家卫生健康委办公厅发布关于开展"互联网+护理服务"试点工作方案的通知，医院依托互联网等信息技术，为注册护士提供在线问诊服务，采用"线上申请、线下服务"的服务模式。"互联网+护理服务"是临床护理工作的延伸和继续，有利于为患者提供全周期照护。

（康冰瑶　谢　红）

第三节　门诊科研发展

门诊护理科研的深入开展及科研成果转化能进一步提升巩固门诊护理质量，促进门诊护理学科发展，并能为患者带去更优质的门诊护理服务。

1. 基于门诊科研项目，促进科研团队建设　为了更好地进行科研管理，妇产儿专科医院可以组建产后避孕咨询、妇幼伤口护理、高危妊娠个案管理等门诊护理科研团队，并指定相应负责人负责整个团队科研项目申报、具体实施、成果转化等工作。项目小组定期举办科研讨论会议，培训科研理论知识、跟进科研项目进度、分享护理科研成果经验等。护士长负责外部资源的协调、帮扶和规划统筹工作，从而推进科室科研的整体向前发展。

2. 实施科学护理管理，重视人才队伍建设　医院和部门有计划、分批次对临床护理及科研骨干进行流程化管理与培养,定期举办学术讲座、科研培训等,围绕科研选题、文献检索、文献阅读、常见护理科研方法等展开培训,逐步提升护理团队对护理科研的认识及整体科研能力。另外,开展继续教育培训也是促进护士专业化方向发展、提升护士科研素质的途径,如国家级心理咨询师,PAC高级咨询员、省级伤口造口专科护士、省级静脉输液专科护士等相关培训,护士在学习的过程中能够获得专业化及综合能力的提升。门诊护理人才建设和专科护士培养,有利于今后护理科研纵向深入开展和在科研团队中承担角色任务。

3. **以信息化促进护理科研,提高门诊患者就医体验**   信息化手段可提高科研工作效率、避免低水平的研究重复,有效提升科研管理、科研能力和科研产出的整体水平,从而推动科学研究的发展。门诊部充分利用信息化手段,如借助医院公众号对避孕咨询门诊就诊患者定期发送随访问卷,了解其避孕情况并推送相关宣教知识。通过与信息科合作,搭建基于 HIS 门诊高危妊娠孕产妇风险评估及个案管理平台,医务人员通过系统平台评估和随访高危孕产妇,达到高效筛查及管理追踪高危妊娠,同时大量的科研数据可持续获取,形成门诊护理科研的良好支撑。

4. **设置科研护士岗位,开展常态化工作**   各科室设置兼职科研护士 1 名,科研护士负责配合护士长落实科室护士的科研三年规划、科室内科研工作的推进、科研奖励制度、科研经费配套资助制度、交流年会等一系列制度和规定,从而确保了选题、论文写作、科研申报、进度检查、结题以及各过程开展督促指导等工作管理的流程化和规范化。科研护士还负责收集和传达院内院外科研相关资讯,定期汇报本专业科研进展等工作。护理部及科室也为科研护士岗制定考核标准和奖惩制度。以成果为导向的科研护士岗位设置及科室内科研制度的制定,可促使科室护理科研的常态化推进和开展。

（朱玲莉   左 艳）

第七章 门诊特色护理

第一节 儿科门诊特色护理

一、儿童生命体征测量

1. **体温** 根据患儿的年龄和病情选择测量方法。年龄 >6 岁,神志清醒且配合的患儿可测量口温;小婴儿可测量腋温;年龄 <1 岁、不合作、昏迷可测量肛温,但不适合腹泻患儿,目前常规为测量额温和耳温。

2. **呼吸** 在患儿安静时测量,并观察呼吸节律和频率。婴儿按腹式起伏计数,年龄 >1 岁的患儿按胸式起伏计数;呼吸过快患儿可用听诊器听呼吸音计数,或用少量棉花放置患儿鼻孔处,观察棉花摆动次数计数。

3. **脉搏** 年幼儿桡动脉不易扪及,可通过颈动脉、股动脉或心脏听诊计数。

4. **血压** 儿童血压的测量需要根据不同年龄及上臂围情况选择合适的袖带。

二、儿童体格测量

1. **体重** 晨起空腹排尿后或进食 2 小时后测量体重最佳。测量时应脱去鞋袜和衣服,如不能脱去衣服,应减去衣服重量。小婴儿用婴幼儿智能体检仪测量(图 7-1),大婴儿用全自动超声波儿童电子秤(坐式)测量(图 7-2),能独立站并配合的患儿用全自动超声波儿童成人身高体重秤测量(图 7-3),对极度不合作的患儿,由护士或家属抱着患儿称重后减去成人体重及衣物重量。

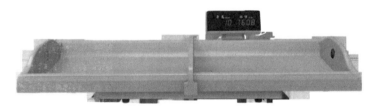

图 7-1 婴幼儿智能体检仪测量

2. **身高(长)** 年龄较小且不能站立的患儿脱鞋、袜、衣、帽,仰卧于测量床的量板中线上。头扶正后,头顶接触头板,下肢伸直,两足底与底板垂直(图 7-1),测量身长。年龄 >3 岁、评估身高在 130cm 以下的背靠电子秤(图 7-2),评估身高在 130cm 以上的患儿面对身高体重秤(图 7-3),患儿脱鞋、袜、衣、帽,直立,两眼平视前方,收腹挺胸,两臂自然放于身体两侧,测量身高。

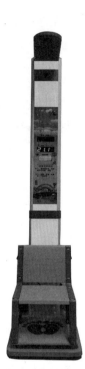

图7-2　全自动超声波儿童电子秤
（坐式）测量

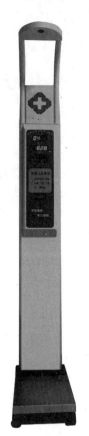

图7-3　全自动超声波儿童成人
身高体重秤测量

3. **坐高（顶臀长）**　年龄 <3 岁的患儿卧于智能体检仪上测量（图 7-1、图 7-4）；年龄 >3 岁的患儿用全自动超声波儿童电子秤（坐式）测量（图 7-2）。

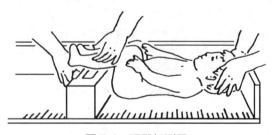

图7-4　顶臀长测量

4. **头围**　2 岁以内测量最有价值，应连续测量。患儿坐位或立位，从眉弓上缘到枕骨结节最高处绕一圈（图 7-5）。

5. **胸围**　患儿卧位或立位，乳头下缘经背部两侧肩胛骨下缘。

三、儿童雾化吸入

雾化吸入是指将药物处理成雾状的细微颗粒,吸入后可直接到达小支气管、终末支气管及肺泡等病变组织,起到湿润气道、稀化和排除痰液以及消炎的作用。

（一）护理评估

1. 患儿年龄、意识状态、病情、诊断、治疗方案、疗程、药物过敏史。

2. 雾化前半小时尽量不要进食;面罩吸药前不涂抹油性面膏;清除口、鼻、咽部分泌物并保持呼吸道通畅。

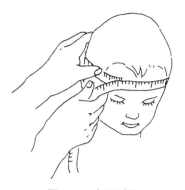

图7-5　头围测量

（二）护理实施

1. 携用物至雾化机旁,核对患儿身份(姓名、登记号、年龄、性别等两种以上身份识别方式);核对药液(药名、浓度、剂量、用法、时间、有效期);告知操作配合。

2. 解释药物作用。

3. 检查雾化吸入器(外包装、有效期),讲解雾化吸入器的使用方法,检查空针(外包装、有效期),用2ml或5ml空针抽吸药物。

4. 用药前核对患儿身份及药物,将药液注入雾化吸入器,将面罩罩住患儿口鼻,打开开关,开始雾化。

5. 再次核对,交代患儿及家属注意事项。

6. 洗手,记录,整理用物。

四、静脉留置输液法

静脉留置针输液是指将无菌溶液及药液等经静脉留置针注入体内的方法。婴幼儿头皮静脉丰富、表浅,但头皮静脉输液药液一旦外渗,局部容易留下瘢痕,影响生长和美观。因此临床首选上肢静脉。

（一）护理评估

1. 患儿年龄、意识、病情、治疗、过敏史、禁忌证。

2. 穿刺部位及预期穿刺部位及皮肤情况、静脉穿刺及通路装置使用的既往史。

3. 患儿对输液的认知及配合度。

（二）护理实施

1. 携物至患儿旁,核对患儿身份,告知操作目的和配合注意事项。协助患儿取适宜体位。

2. 核对医嘱及液体,准备敷贴和胶布。

3. 选择血管(选择粗、直血管,避开关节及静脉窦)。消毒液体瓶口,消毒穿刺部位(消毒面积5cm×5cm)。

4. 检查输液器并连接液体、留置针,与患儿家属查对身份及液体信息,戴手套,消毒穿刺部位。

5. 扎止血带(穿刺点上方6~10cm处扎止血带),排气(滴液不超过3滴),在血管上方以15°~30°进针,见回血后降低角度,继续进针0.2cm,用无菌透明敷贴和胶布固定留置针(无张力粘贴),注明置管日期和时间。

6. 根据患儿年龄、病情、药物性质调节滴速,健康教育。

7. 整理用物,洗手,再次核对患者身份及医嘱(操作后查对);观察患儿输液情况并记录。

五、儿童医疗辅导

(一)定义

儿童医疗辅导(child life)始终坚持"以患者和家庭为中心护理"(patient and family centered care,PFCC)的模式,主要关注于患儿住院期间及其他治疗护理经历所伴随的心理社会问题,由经过培训并认证的儿童医疗辅导师(certified child life specialist,CCLS)通过有效运用治疗性游戏、感觉表达和心理准备等方法,为就医的患儿和家庭提供以循证为基础的发展性干预措施,提高患儿对"医院"压力性环境的调节适应能力,降低其负面情绪,促进儿童的心理健康和发育,帮助患儿和家属应对因疾病和治疗所带来的压力,无声传递"以人为本"的医学人文精神。

(二)意义

儿童医疗辅导可明显减轻患儿在医疗护理活动中的焦虑、恐惧和疼痛感,降低身体负面反应,稳定就医情绪,提高诊疗依从性,促进患儿身心健康。

(三)儿童医疗辅导服务内容

儿童医疗辅导的服务形式主要是通过操作、检查或手术前的心理准备及其过程中的陪伴、缺乏家人时的陪伴、疼痛的非药物疗法等多种形式来帮助患儿及其家庭有效应对就医过程中的各种困难经历,尽快适应医院生活,并为父母、兄弟姐妹和其他家庭成员提供信息和情感支持等。

1. **心理准备**　三个关键因素包括提供合适的信息、鼓励提问和情绪表达,以及与医疗专业人员建立信任关系。心理准备所需要的技能、材料和语言必须与每个孩子和家庭的发展水平、性格和独特经历相适应。儿童医疗辅导师应参与准备过程,这样可以减少父母的焦虑,并为他们提供以家庭为中心的必要支持。

2. **疼痛管理和应对策略**　非药物镇痛方法可以减少儿童在侵入性医疗过程中的行为困扰和疼痛体验。非药物镇痛方法包括摇床、口服蔗糖、拍背、深呼吸、分散注意力、引导想象等方式。其中,分散注意力在缓解儿童疼痛方面非常有效。

3. **治疗性游戏**　儿童医疗辅导的游戏干预在住院和门诊环境中对于预防和减少焦虑和痛苦是有效的。儿童医疗辅导游戏也会对疼痛、外化行为和对慢性病的适应产生影响。当然,游戏需要结合不同年龄阶段儿童的发育和心理社会需求。例如,婴儿和幼儿从探索性和感觉运动游戏中受益,学龄前儿童则喜欢幻想游戏和创造性的艺术活动,学龄儿童和青少年寻求有助于掌握和有成就感的游戏。父母与孩子一起参与游戏活动,可以减轻孩子一些无助感,有助于孩子适应医院。

4. **家庭支持** 家庭成员的出席、参与和同伴关系是以患者和家庭为中心的护理理念的基本组成部分,对儿童适应医疗经历具有显著积极影响。当父母或其他家庭成员对患儿的疾病或诊断和治疗方案高度焦虑时,这种焦虑很容易传染给患儿。儿童医疗辅导师通过为看护者提供社会心理支持和应对策略,帮助家庭适应患儿的疾病和医疗体验。可以通过亲子游戏以及分享在医疗过程中安慰或指导孩子的方法,帮助家庭成员了解孩子对治疗的反应。

5. **儿童医疗体验诊所的建立** 国外主要是通过建立游戏室来开展儿童医疗辅导活动,患儿在各种治疗前,先到游戏室进行游戏,游戏的设计围绕患儿接下来将要开展的治疗进行。为助力于人文智慧医院的建设,基于人文智慧医院的建设,通过结合儿童就医的特点和需求,从儿童的自身体验出发,对医院空间进行童趣化设计,打造一个具有疗愈性质的多功能儿童医疗体验诊所,并对儿童医疗诊所进行分区设置。根据门诊就医流程,儿童医疗体验诊所分别设有儿童涂鸦区、疼痛体验区、职业体验区、检查体验区及药物知识宣教区等。通过在不同区域模拟不同的医疗就医场景,让患儿在感知环境、疼痛、医务人员角色及有关检查内容的同时,完成诊疗开始前的心理准备工作,减轻患儿就医焦虑及恐惧,提高患儿诊疗依从性。

六、慢病管理

(一)定义

慢性非传染性疾病,简称慢病。世界卫生组织指出应对慢性病的管理策略是慢性病的管理方式和护理模式。慢病管理(chronic disease management, CDM)是通过慢病专业医生、药师、护士等组成的专业慢病管理团队共同合作,为慢病患者提供专业、全面、连续、主动的管理。慢病管理作为慢性疾病大数据下的一种科学的管理形式,正在广泛用于各大医疗机构。

(二)意义

近年来,儿童慢性病患病率呈逐渐上升趋势。若不能很好地控制,会导致成年时期慢性病的危害加重。慢病管理有利于促进患者健康,延缓慢病发展进程,减少慢病导致的并发症,提高患者生存质量。

(三)国内外慢病管理模式

慢病的管理必须依赖有效的管理模式。国外以美国、芬兰等为代表的发达国家一直致力于研究和总结慢病管理新模式。以下三种管理模式最具有代表性,在世界各地得到广泛认可,即慢病管理模型(chronic care mode, CCM)、慢病自我管理计划模型(chronic disease self-management program, CDSMP)以及慢病创新性照护框架(innovative care for chronic conditions framework, ICCC)。

国内慢病研究相对发达国家而言起步较晚,20世纪80年代末,国内部分地区逐渐开展慢性病管理工作,借鉴国外慢病管理模型的优缺点,逐步形成符合国内的慢病管理方式和探索创新管理模式。

(四)慢病护理管理工作室

慢病护理管理工作室是由护理团队和相关学科人员组成的以护士为主导的团队,团队致力于建立以患者为中心,以家庭为单位,以医院为基本防治单元,集预防、护理、康复、教育为一体的慢病管理防控体系。为患者提供专业化、系统化、科学化的慢病管理指导。

儿科门诊慢病护理管理工作室是以管理为主要依托;以多学科合作为主要方式;以儿童慢病管理为主要内容,为慢性病患者提供主动、全面、连续的管理,如慢病相关知识、健康教育,使患者能够自我控制、纠正不良、不科学的生活习惯、减少危险因素等,促进患者自觉配合诊疗方案,更好地进行慢性病的治疗,促进疾病康复。

1. **构建培训体系** 工作室开展前应先完成相关培训,保证质量。首先完善培训体系,培训体系的构建包括制度、课程和培训者。

(1)培训制度:作用在于规范工作室的培训活动,保证培训工作顺利进行。应当包括培训管理办法、培训计划、相关的表单、工作流程等几个部分。在培训办法中应明确出勤率、培训效果是否与合格证或绩效挂钩,相关的表单包括人员签到、工作流程等。

(2)培训课程:做到同质化,培训内容可涵盖疾病病程、疾病用药、急救、居家护理、饮食运动、疾病管理、心理疏导等方面。培训课件的制作应做到同质化,负责人审核合格后再进行全员培训。

(3)培训者:可通过讲授或其他形式开展培训。培训是否合格,需要制订一个详细的标准,可制订考核指标,以此考核工作人员对患者的健康指导是否合格。

2. **成立慢病管理工作室** 培训及人员考核合格后,成立慢病管理工作室。慢病管理工作室设置在固定区域内,工作室诊断室设置:独立空间,面积约 $12m^2$,常规配置桌椅、计算机、打印机、肺部解剖模型、常用吸入药物模型、食物能量模型,儿童医疗辅导相关玩具等。

3. **开展工作** 开设线下门诊,安排中级及以上职称护士坐诊,患者可通过医院预约挂号平台预约慢病工作室,进行全面的咨询、评估和处理。慢病工作室运行正常后应逐渐标准化,规范慢病管理工作制度、操作标准(SOP)、工作用表等,以保证服务规范、可控、易于评价和考核,以实现长期和动态的管理目标。

4. **成果产出** 工作室开展过程中可收集患者数据、撰写论文,申请课题等。以慢病工作室为契机,有成果产出,可不断推动科室护理、教学、科研发展,提升科室硬实力。

(罗 丹 康冰瑶 谢 红)

第二节　妇产科门诊特色护理

为了满足广大患者对疾病的自我护理保健、操作技能及康复指导等需求,保证护理的延续性,妇产科门诊结合专科特色,开设护理门诊从而进一步落实优质护理服务示范工程。出诊护士具有国家认定的相关专科资质证书,通过专业的学习培训,有着丰富的专业临床护理经验。

可开诊的护理特色门诊包括成人 PICC 门诊、伤口治疗门诊、PAC 咨询门诊、母乳喂养门诊、分娩咨询门诊、心理咨询门诊、妇科围术期全程门诊等。同时基于国内外优秀护理理念,不断优化门诊护理质量,开展极具专科特色的产科集束化妊娠护理和高危妊娠个案管理,为患者提供全面的健康评估、无缝隙、多层次、多形式、系统的专业化个体化护理服务。本章节将重点介绍产科集束化妊娠护理及高危妊娠个案管理两种模式。

一、成人经外周静脉穿刺中心静脉导管门诊

为患者提供 PICC 导管及其他静脉导管维护(管路的评估、更换敷料、冲封管等)、并发症的处理(静脉炎、外渗、堵管等)及相关健康教育;制订 PICC 导管维护操作规范;结合指南制订 PICC 置管后并发症预防、自我护理及功能锻炼的健康教育宣教资料。

二、伤口治疗门诊

负责门诊伤口、造口及失禁患者的专业处理;按流程处理伤口(伤口液化、伤口感染、伤口裂开等),积极与主管医生沟通反馈患者伤口问题,取得支持和配合;负责全院疑难伤口的会诊和处理;进行伤口处理知识的继续教育培训;对有伤口的患者进行饮食营养、自我护理、休息等全方位的健康宣教;申报课题展开相关的护理研究。

三、流产后关爱咨询门诊

为人流、清宫患者提供术前术后的相关健康宣教,为产后及有避孕需求妇女提供避孕知识,同时为需要放置节育环的患者提供健康咨询。PAC 咨询方式分为集体宣教和单独咨询两个环节。播放人流 + 避孕知识的视频,夫妇双方观看完宣教视频后再进行单独咨询。单独咨询过程中,分析避孕失败的原因,利用解剖模具和药具让夫妇双方更加直观了解避孕方法。双方在知情同意的情况下实行人流手术,并在术后对高效避孕方法进行宣教,在术后 1 个月、3 个月、6 个月、1 年,通过电话、微信或建立医院信息平台进行随访,了解避孕方法使用情况及有无意外怀孕等。

四、母乳喂养门诊

为哺乳期妇女提供母乳喂养知识,一对一传授指导母乳喂养技能,以及解答母乳喂养过程中的问题,例如乳房肿胀、乳房疼痛、乳头凹陷、乳头损伤等的预防和处理。

五、分娩咨询门诊

分娩咨询旨在促进正常分娩,可以让孕妇了解整个分娩过程,带领孕妇熟悉产房环境,并鼓励家属参与。门诊通过听取孕妇主诉,评估孕妇近期饮食、运动量、体重增加情况以及孕妇心理状况,现场示范练习拉玛泽呼吸法等,以帮助其顺利应对分娩过程中的困难。让孕妇做好身心准备,建立正常分娩的信心,从而提高孕妇顺产率。

六、心理咨询门诊

通过互动、协助,解决求助者各类心理问题。专业心理咨询员与患者充分沟通和交流,了解患者的具体心理状况,并根据患者的心理特点,实施心理治疗。充分理解和尊重患者,鼓励其增强战胜疾病的信心和决心,教会其自我调节的方法,给予患者安慰、疏导以及心理调适等。

七、妇科围术期全程门诊

开展入院流程介绍、入院前指导、手术前指导、化疗前评估指导、健康教育(保留尿管护理、生殖道畸形、阴道手术后护理)等内容。同时为妇科术后患者提供健康指导;协助妇科术后患者居家护理;为术后患者测量残余尿;并提供术后尿管护理等健康宣教。

八、产科集束化护理

(一)定义

集束化护理(bundles of care)指通过集合一系列有循证基础的治疗和护理措施,以处理某种难治的临床疾患和解决某种复杂的临床护理问题。此概念最早起源于美国,集束化护理理念的形成将循证理念引入临床护理工作中并为临床护理提供最佳的实践指南。集束化护理是针对某一类或某一例患者实施的一组护理干预措施,该组措施中的每一项干预都是经过临床证实能改善患者结局的。门诊开展思路参照美国辛辛那提大学医院的中心妊娠模式,由助产士协会发起,成功运行已有10余年,集产检与心理、健康教育、知识讲座、家庭互动于一体,已形成系统的准父母和新手父母教育,该模式可降低早产率、提高母乳喂养率、夫妻孕期感情、父母责任感等。

(二)开展思路及举措

1. **成立集束化妊娠管理小组**   团队成员包括产科医生、护士、心理咨询师、营养师、母乳喂养咨询师、泌乳顾问;团队成员准入严格,重点包括资质的审核、工作责任心和工作经验和年限。负责人1名,负责沟通协调、组织会议及资料汇总管理和质控工作。

2. **环境的准备**   色调温馨、空气流通、绿色植物摆放、墙面进行适当装饰;设施齐全,包括音箱、电视、坐垫靠垫等,以保证瑜伽、音乐、讲课等活动的开展。

3. **健康教育资料的管理**   对孕期和产后健康教育需求进行调查,针对需求调查分析结果和查阅相关指南,对以往宣教资料进行更新和补充。准备母子健康手册、日记本(指导孕期日记记录)、计划生育、母乳喂养、孕妇课堂、孕期宣教书;丰富健康教育形式,包括宣教 PPT 互动内容的增加、视频的摄制、二维码的制作等。

4. **预约管理** 由专人负责预约,全程提供预约式服务(同孕周或孕周相近者同组)建立集束化管理档案,护士参与接诊、检查、治疗以及管理的全过程。

5. **个性化健康教育人群的管理** 与预约护士、相关负责的护理专家及医生沟通,科学安排,保证高质量实施。心理测评和干预孕早、中、晚期各测评一次;营养测评和干预孕早、中、晚分别测评,提供科学的孕期食谱。测评异常者进行个性化宣教并循证追踪。

6. 集束化妊娠管理小组定期召开质量控制和协调会议,对于实施过程中出现的人力资源不足、特殊事件处理进行讨论,不断整改和实现优化。

7. 建立集束化管理档案,设置数据导出功能;个性化干预的评估工具准备,包括心理、营养等;准备一些小礼品,增加孕产妇愉悦感和提高依从性。该模式强调基线调查、科学化制订内容、重视质量监督和控制、及时上报实施过程中的不良事件等,同时按计划实施干预内容,形成最终成果。

（三）意义

1. 在临床护理安全方面,集束化护理有利于优化妊娠结局。

2. 在孕产妇就诊体验方面,集束化护理提供优雅的就医环境以及独立的空间,保证孕产妇能得到集束化小组成员专业及时的咨询,有利于提高就诊满意度。

3. 在护理管理方面,集束化护理能够实现护理能力的集中以及多学科融合,提升门诊护士价值和专业能力。有利于探索妇幼专科医院护士个案管理内涵、制定相关个案管理制度的标准。

4. 在门诊护士职业发展方面,该模式建立在多学科团队中,有利于增加门诊护士不断学习和提升的动力,在各项工作的开展中获得医院及社会资源,在自身专业发展中取得更大的进步,逐步形成妇产科专业化护士发展道路。

九、高危妊娠个案管理

（一）定义

高危妊娠(high-risk pregnancy)是指在妊娠期由于某种致病因素或病理因素的影响,可能危害孕妇、胎儿与新生儿的健康,甚至导致孕妇难产。2017 年国家卫健委制定的《孕产妇妊娠风险评估与管理工作规范》中指出孕产妇妊娠风险评估与管理是孕产期保健的重要组成部分,并要求按照严重程度把妊娠风险分为五种颜色进行标识:其中绿色提示正常;黄色提示低风险;橙色提示较高风险;红色提示最高风险;紫色提示传染病高风险。红色、橙色及紫色均需进行个案管理(case management)及随访。通过对不同的颜色分级按照不同的时间间隔对高危孕妇进行随访,及时发现威胁母婴安全的预警信息,从而提高孕产期保健的整体质量和水平。

（二）开展思路及举措

1. **成立个案管理团队** 组建高危妊娠个案管理团队,由产科医生、护士、信息科人员组成。设立个案管理护士岗,经团队内讨论选举具有丰富产科经验、综合能力强、学历为本科及以上的产科门诊护士担任,个案管理护士负责高危孕产妇追踪和协调沟通工作。同时,团队还设立个案管理室,配备电脑、电话、打印机等办公设备。

2. **建立管理制度和流程**　个案管理团队讨论并制定相关制度,包括团队内部的管理制度和职责,高危妊娠风险评估适用范围,风险评估的要求,漏评、错评的处理办法,个案管理模式持续改进方案等。在 HIS 系统内创建高危妊娠风险评估和个案随访平台。所有高危妊娠风险评估和个案管理、追踪均需平台内记录,个案随访平台内又区分新增高危和复评高危模块,每日新评估为高危的孕妇信息都会在新增高危模块内出现,便于个案管理护士及时查看和随访。

3. 产科门诊医务人员对建卡产检的孕妇进行初次评估,并分别在不同孕周产检时进行再次复评(20~27 周、28~34 周、37 周后),遇病情变化则随时评估。每次评估均需在孕妇建卡本上标记不同颜色标识,对评估为橙色、红色及紫色的高危孕妇,主管医生向其解释高危妊娠个案管理重要性并告知需定期随访和管理。

4. **制订孕期个案随访计划**　个案管理护士为首次评估为高危妊娠的孕妇制订随访计划,系统设定的红色高危孕妇每周随访一次,橙色、紫色高危孕妇每月随访一次,遇高危孕妇病情特殊变化时,个案管理护士可修改随访计划并自行设定随访时间。

5. **个案管理指导**　个案管理护士通过电话或现场随访孕妇情况,并给予用药保健、常识答疑、休息饮食运动指导、心理疏导等,沟通过程均记录在 HIS 系统个案随访平台内;遇特殊情况高危孕妇需联系主管医生时,个案管理护士充分发挥沟通协调作用,积极与主管医生联系,尽可能为高危孕妇解决实际问题。

6. **指导高危妊娠孕妇自我管理**　指导孕妇及家属根据相应孕周学习孕期保健课程,包括孕期保健、孕期营养与体重管理、孕期常见不适及对策、分娩方式的选择、产褥期保健、母乳喂养和新生儿保健等,从而增加孕妇对妊娠及分娩知识的了解,减轻其因自身高危因素或妊娠带来的焦虑、恐惧等。

7. **产后指导**　个案管理护士在产褥期积极联系高危产妇,关心其近况,给予母乳喂养、产后避孕、产后复查、产后心理等相关指导,随访产后 42 天无特殊情况后,结束该孕妇的个案管理并打印高危个案管理随访记录,存档备查。

(三)意义

1. 高危妊娠风险评估及个案管理能够有效地降低孕产妇和围生儿的死亡率,确保母婴的生命安全与健康。

2. 按照不同的时间间隔对不同分色的高危孕妇进行随访,及时发现威胁母婴安全的预警信息,有利于提高孕期保健的整体质量和水平。

(蒋碧　左艳　郑伟)

第三节　特需门诊特色护理

特需门诊面向的就医群体是具有高端服务需求的妇女儿童,医务人员组成应是妇科、产科、儿科各专业的知名专家、严格筛选的护理团队,以及标准化服务的导医团队,同时配备温馨舒适的独立候诊大厅、一站式检查检验区、特需优先通道以及全流程引导服务,让患者的就诊便捷省心,享受到高品质、全方位的医疗服务。特需门诊护士在公立医院背景下打造高端、特色、全链条式的护理服务,形成特需护理服务品牌标杆。

"BESTWISH 框架"是对临床护理工作内容的总结与归纳,将护理相关项目分为:基础护理(basic nursing)、健康教育(health education)、专科护理(special nursing)、治疗用药(therapy)、心理护理(wellness of psychology)、病情观察(inspection)、患者安全(safety)、人文关怀(humanity)。特需门诊结合门诊护理特色、患者服务需求高等特点,基于"BESTWISH"的工作内涵,以患者为中心构建了特需门诊的优质护理模式。

1. **基础护理(basic nursing)**　包括接待礼仪、服务环境管理、诊疗导诊服务等。

(1)接待礼仪:①服务形象:注重仪容仪表的规范。形象上统一发式、淡妆上岗,指甲长度不超过 1mm;着装整齐、鞋袜统一、不佩戴夸张的饰品。②服务仪态:包括微笑、手势、站姿、坐姿以及走姿的规范。引领统一手势,五指并拢掌心朝上,切忌用手指指引;站立应头正含颌,挺胸收腹,双肩下沉重心向上,双脚并拢呈 V 字(45°~60°)或丁字,双手交叉放于小腹处;坐下要求两腿膝盖不分开,用背部接近座椅,头部端正,躯干直立;走路抬头挺胸,眼光平视前方,双臂自然下垂,脚步要轻。③服务态度:制订服务语言规范,规定文明用语和电话礼仪。要求与患者交流语气适中,使用文明用语,尊重患者的语言习惯;电话铃响三声之内需接起,主动问好并自我介绍;使用微笑服务,交流时要注视对方,目光接触时间 3 秒为宜,不能在工作岗位上玩手机、吃东西或聊天。

(2)服务环境管理:采用"8S 管理"模式,从整理(seiri)、整顿(seiton)、清扫(seiso)、清洁(seiketsu)、素养(shitsuke)、安全(safety)、节约(save)、学习(study)8 个方面进行管理。

1)整理(seiri):将工作区域内的设备或物品按需求程度分为需要和不需要,将不需要的陈旧设备、物资等,进行置换、报废或废弃处理,有效地为需要用的物资、设备腾出足够的工作空间。

2)整顿(seiton):将需要用的设备或物品按要求定点放置、摆放整齐。设备贴以标签便于科室固定资产的清算,各类物品按效期的先后顺序定点放置,方便取用,优先使用近效期物品,避免造成过期浪费。

3）清扫(seiso):及时清除诊疗区域内的脏污,包括诊疗区环境、消防通道以及部分清扫盲区,增加易污染区域的清扫频次,加大对顽固污渍的清扫力度。保持工作环境的干净、明亮。

4）清洁(seiketsu):将整理、整顿、清扫制度化和规范化,采取措施并落实实施。通过科室每日质控发现"问题"所在,不断加以改进,维持实施后成果。

5）素养(shitsuke):人人养成良好的工作习惯,培养"慎独"精神,按照规章制度谨慎行事。同时对每日质控反馈的问题进行反思、讨论,并提出有效的整改措施。保持工作热情,提高工作效率。

6）安全(safety):定期安排专岗人员对科室内部进行安全检查,对潜在安全隐患进行排查,提前消除危险因素,避免安全事故的发生。定期开展安全讲座培训,增强科室成员的安全意识。

7）节约(save):加强科室成员的节约意识,养成节约的工作习惯,有效降低科室运营成本,如节约用水、减少纸张浪费、诊疗结束后及时关闭用电设备等,减少人力、物力、时间、空间等资源的消耗。

8）学习(study):深入学习护理专业技术知识,按护理部分层培训计划进行培训及考核;培养创新意识,提升科研能力,发挥创造性和积极性。不断提高各层级护士的个人综合素质,以确保患者和自身的安全。

（3）诊疗导诊服务:配以标准化礼仪服务的导医团队,为患者提供一对一指引、签到、就诊、咨询等服务。患者就诊时,主动热情接待患者,协助患者在自助机上签到,并引导患者至候诊大厅等候就诊;同时向患者介绍特需门诊就诊流程和专家诊疗特长;引领患者做检查时,优先享受绿色通道,使患者就诊更加方便快捷。

2. **健康教育(health education)** 根据专科特色进行不同的健康教育。例如产科母乳喂养宣教、孕早中晚期注意事项、妊娠糖尿病健康宣教(饮食、运动、自我监测血糖的方法)、自我监测胎动的方法等;妇科基础体温的测定、凯格尔训练方法、子宫托使用注意事项等。健康教育形式以纸质版资料、二维码、视频等形式呈现,并结合护士现场讲解,多方位地对患者进行健康教育。

3. **专科护理(special nursing)** 包括产科建档管理、高危妊娠随访管理等。

4. **治疗用药(therapy)** 做好门诊患者常规用药指导以及随访管理,重点备好各类抢救物资,当患者病情发生变化时能够及时得到救治和处理。定期检查药品的基数是否充足、是否每日有交接记录、存放是否按标签放置、有无混放、药品是否过期、药品性质/质量是否发生变化、存放温度是否符合药品要求,要求避光存放的物品是否避光等。

5. **心理护理(wellness of psychology)** 加强医务人员与患者及家属的有效沟通,注意识别患者在就诊过程中的情绪变化;主动询问患者的主观感受和心理需求,根据患者实际情况进行针对性的心理疏导;同时主动关心、学会倾听、体会患者的心理感受,理解并支持患者。

6. **病情观察(inspection)**　主要根据 ABCD+OPQRST 病情评估框架进行评估,ABCD 分别指:"气道(airway,A)、呼吸(breathing,B)、循环(circulation,C)、意识(disability,D)";OPQRST 分别指:症状发生的"时间 / 部位(onset,O)、加剧 / 缓解因素(palliation,P)、症状性质(quality,Q)、伴随症状(related,R)、严重程度(severity,S)、持续时间(time,T)"。优先处理危及生命的 ABCD 问题,再根据相应的症状进行 OPQRST 问诊。

7. **患者安全(safety)**　加强患者身份识别,门诊主要对姓名 + 登记号 / 就诊卡号采取"一问一答一复述"的形式进行查对,至少使用两种方式进行识别。做好手卫生预防感染,加强候诊大厅巡视,关注患者病情变化;诊断室内注意防跌倒坠床、保护患者隐私;强化医务人员安全培训与应急预案演练。为患者提供形式多样的安全教育活动,指导患者建立良好的健康意识和健康素养。

8. **人文关怀(humanity)**　提供良好的服务环境和人文环境。

(1)服务环境:环境设计上重视每个空间的采光及通风效果,室内布局、颜色采用暖色调,给人舒心愉悦之感;标识规范醒目,设施布局合理,妇科、产科、儿科实行分区管理;诊疗区清洁舒适,加以盆栽、壁画等装饰进行点缀;设备配置齐全、先进,降低安全隐患。采用集挂号、收费、就诊、检查、检验于一体的服务体系,为患者提供全链条一站式服务。

(2)人文环境:为患者提供高端、隐私保护严密的就诊环境,出诊专家与患者进行一对一沟通交流,保障"一诊一患"诊疗服务,为就诊质量提供保障;免费为患者提供咖啡、点心;增设儿童游戏区和哺乳室;提供检查报告邮寄等服务。从细节处入手打造精细化服务,极大地提高患者就医体验满意度。

(罗　莉　张玉莹)

第四节　门诊手术室特色护理

胎儿丢失对女性来说是不幸事件,有着极为深远的生理、心理及社会影响。目前妊娠中晚期胎儿丢失的心理照护已逐渐受到医务人员、家庭及社会的重视,但早期妊娠的胎儿丢失带来的心理伤害,往往容易被家庭甚至医务人员所忽视。现代护理是以患者为中心进行整体身心护理,因此,在门诊手术室开展艺术治疗工作对早期胎儿丢失的女性,有着抚平心灵创伤、促进身体康复、树立再孕信心的积极作用。

1. **实施者与对象**

(1)实施者:经过艺术治疗培训的护士。

（2）对象：各种原因导致早期胎儿丢失需要人工流产手术的出现悲伤反应的术前患者。不愿意参加,既往有精神疾病或智力障碍者等除外。

2. 活动目标

（1）缓解身体疼痛,促进康复。

（2）调节呼吸,降低术前的焦虑。

（3）完成歌曲哼唱,治疗心理创伤。

（4）持续自我修复,获得再孕信心。

3. 艺术治疗

（1）准备

1）环境准备：设置艺术治疗室一间,面积 $5\sim8m^2$ 为宜,环境安静、舒适,布置温馨。要求灯光亮度适宜,温度湿度适宜,家具设有两张单人沙发、一张小桌等。

2）物资准备：蓝牙小音箱、彩色画笔、A4打印纸、彩色折纸、流沙、纪念小物、纸巾等。

（2）知情同意

1）引入：设置"主持"护士1名。告知患者主题活动名称、内容和目的,以"不伤害"和"保密"为首要原则,讲解取得的成功案例,告知患者的获益。

2）见面：取得患者同意后,带患者与治疗护士在艺术治疗室见面。介绍治疗护士和艺术治疗室环境。

（3）实施

1）术前：①充分沟通,建立连接。内容主要为在取得患者信任后,聆听倾诉,鼓励情绪释放。②告别：治疗护士举行告别仪式,帮助患者与胎儿作告别和爱的表达。可鼓励患者写下想说的话,制作信物。③重建：给患者展望未来,引导患者自行口头或以绘画形式叙述未来期望,也可聆听或共同哼唱相关歌曲。④放松：采用渐进式肌肉放松方法,全身各部位逐渐放松,减轻手术焦虑情绪,为进入手术间做准备。

2）术中：治疗护士陪伴患者到手术间,携带信物,全程播放舒缓的背景音乐,减轻患者的紧张感和不适感。手术间门上悬挂"请勿随意进出"提示牌,避免其他人随意进出,患者被打扰,继续予以渐进式肌肉放松,以减轻患者对手术的紧张恐惧和不适感。

3）术后：①采用音乐冥想镇痛。②启动支持系统。治疗护士以信件告知家属本次主题活动以及指导如何进行家庭支持。③信物带回家或留在许愿墙。④纪念品赠予。纪念品可在患者回家后继续给予患者精神力量,协助心理康复。

4）回访：在术后1个月、3个月、6个月、1年定期回访患者,了解身体、心理情况,调查自我修复能力及再孕情况,必要时再次给予干预。

（谢利　文思）

第八章　门诊特色工作管理

第一节　智能化集中预约平台建设及管理

智能化集中预约平台通过 5G 与 AI 智能预约引擎的完美融合，全面打造涵盖检查、检验、治疗、门诊手术等项目的"全资源、多渠道、一键式"智能化新型检查预约流程，实现了"一站式"服务。有效解决了传统检查预约"患者围着楼层跑、窗口排队时间长"的问题，提升患者就医的便捷性和体验感。

1. **全资源预约信息统筹**　全面整合各项检查、检验、治疗、门诊手术等预约资源，建立统一的检查预约资源库，覆盖超声、放射、心电、神经电生理、内镜、胎监、产前诊断等共计 8 大类，38 类子项目。

2. **智能化规则引擎**　系统内设置各项检查的预约规则，结合与检查相关的因素，智能化计算特殊检查项目、多个检查项目等复杂规则的预约时间，检查预约时间可根据患者需求选择预约时间最短或来院次数最少等不同方案，使预约规则合理化、规范化、专业化。

3. **线上线下多渠道预约**　医院采用一键式预约设计，将单个项目预约时间由 30 分钟缩短至多个项目一次预约仅需 10 秒。

（1）患者服务中心窗口预约，原一窗办理由办卡、挂号、收费"三合一"提升为办卡、挂号、收费、检查预约"四合一"，患者可在窗口缴费后直接预约各项检查，无须再往返至各检查科室。

（2）院内自助机预约，系统可提供最近、多项检查同一天的模式供患者选择，患者可自主安排检查时间。只需轻轻一点即可完成所有项目的预约、改约或取消预约，方便快捷。

（3）通过手机终端手机随时、随地、随心预约。

（4）住院患者可由开医嘱医生在 HIS 工作站完成一键式预约，无须再到检查科室预约，同时便于病房统筹患者的检查和治疗时间。

4. **精准分时段预约及个性化导诊提示**　预约成功后推送个性化预约信息及注意事项提醒，患者根据预约时间段的合理安排检查并提前做好检查准备，避免二次排队，缩短等候时间。

5. **实时监控**　智能化集中预约平台实时监测感知系统，根据医院或科室的要求，实时监测候诊及检查状态，完成各项数据统计分析，全面可视化管理。如预约情况查询及管理、预约率、爽约率、平均检查时间等。

（杨建英　明　洋）

第二节   全流程无感就医建设及管理

全流程无感是智慧医疗与智慧医保深度融合的新型就医模式。医院和医保数据互通共享,利用国家医保电子凭证的人脸数据和国标刷脸终端识别,患者"刷脸"即可完成就医全流程的身份识别及费用结算,实现从"脱卡"到"脱码"的全流程无介质无感就医。

患者通过国标终端刷脸,调取基于国家医保电子凭证的人脸数据,建立医院就医的人脸识别档案,从而将刷脸作为就医全流程的身份识别凭证,实现"无感就医"。如患者未激活医保电子凭证,可刷脸一键激活,再建立医院就医的人脸识别档案。

1. **全流程无感就医**   使就医更便捷,身份识别更精准。基于医保电子凭证的人脸识别档案,将原有需患者出示就诊卡、医保卡等身份识别的环节提升为"刷脸识别",患者可通过刷脸进行身份验证、办理就诊卡、挂号缴费、签到就诊、检查检验、窗口取药、入院住院、报告打印等所有业务功能,有效解决因就诊卡较多,误带忘带,丢失冒用等原因造成的就医困难。

在自助终端或人工窗口,患者可以通过刷脸完成挂号缴费及检查预约。检验、检查时,患者在窗口进行刷脸识别、确认身份后即可自主进行项目检查的预约与报告的领取,缩短就医排队等候时间,有效减轻窗口业务办理压力。在取药窗口,刷脸识别后即可呈现医生为患者所开具的处方用药,精准识别患者身份,提高发药效率,安全且高效。在入院中心,通过刷脸识别,将一站式实现办理入院并完成一系列检查项目的预约。在治疗或手术环节,患者通过刷脸,即可完成身份识别,确保身份识别的精准性和唯一性。

2. **医保"刷脸"结算**   使支付更高效,账户更安全。患者通过刷脸进行医保身份确认,完成医保 + 自费一站式结算,无须出示医保卡、医保电子凭证以及录入密码。医保"刷脸"结算模式,基于医保电子凭证的人脸数据,经国家医疗保障局认证通过的服务终端设备,由参保人员授权后独立存储在国家医疗保障局数据库,有效避免账户信息被泄露;人脸识别技术还可确保只能参保人本人操作,提高监管能力,杜绝冒名就医、套刷盗刷医保卡等违法违规行为,全方位保障医保基金安全。

医院设置"智慧医保服务专区",患者通过刷脸可直接获取医保信息,完成认证后即可实现医保 + 自费缴费、医保服务指南查询或打印个人参保信息及凭证、异地就医备案、灵活就业人员参保办理等功能,提高就医效率和患者身份识别的精准性。

在确保医疗安全及医保基金安全的基础上,应探索家属人脸数据应用,将"一部手机绑定多张就诊卡"及"医保共济账户"融入刷脸模式,开通刷家属脸帮患者办理业务以及使用共济账户支付功能,实现"刷脸帮办";此外,进一步拓展刷脸应用场景,从全流程试点应用,延伸至更多场景,实现场景全覆盖,使无感就医应用惠及更多人群。

(杨建英　韩庆雯)

第三节　特殊门诊建设及管理

一、多学科联合会诊门诊建设及管理

为进一步提高门诊医疗质量,落实"以患者为中心"的服务理念,简化就诊流程,缩短患者就诊等候时间和多次往返挂号就诊多个学科或专业的不便,同时提高对疑难杂症提供全方位、多学科的综合诊疗,满足患者的实际需求,使门诊患者能得到优质、高效、便捷的多学科综合诊疗服务,特开设多学科会诊(multidisciplinary team,MDT)门诊。多学科(MDT)诊疗模式是一种由不同学科或专业专家共同参与,提高诊治效率,为患者提供最佳诊疗方案的诊疗模式。

MDT门诊建设具体包含以下几个方面:

(一)空间需求

在院内应有相对独立、宽敞、舒适的空间,方便专家坐诊和患者就诊。空间内设置接待区、候诊区、会诊间和检查间,如果条件允许可配置专家讨论休息等候区。

(二)诊断室配置需求

诊断室内除配置看诊基本设施外,还应根据患者和专家会诊需求配置特有的设备,比如多媒体播放、投影仪等。如有条件可配置多院区或医联体等视频会诊系统。

(三)信息化需求

工作开展需要信息技术支撑,可通过线下和线上完成。患者也可以通过医院网站、医院公众号等途径提出申请,相关科室人员审核后到院完成会诊。MDT门诊线上会诊、数据提取和患者跟踪随访需要通过信息化手段实现。

(四)人员需求

为保证MDT门诊的质量,会诊专家应为副主任医师以上职称者承担,由临床医技科室推荐,医务部审核专家资质,本人同意成为多学科联合会诊中心专家库成员。MDT门诊接待和服务人员,由高年资的医务人员或行政人员组成,全面负责疑难疾病多学科会诊服务。

(五)制定管理制度

1. 建立MDT门诊领导小组和成员,确定MDT门诊专家、专家组和工作小组。

2. MDT门诊实行三固定管理,即专家团队固定、门诊时间固定和门诊地点固定。专家团队由至少3名不同科室或专业的专家组成。如患者病情需要该团

队外专家,可由门诊办公室申请相关专家参加 MDT。如患者会诊时非必须查体,可在征得相关部门同意和备案后开展视频会诊。

3. MDT 门诊病种申请,由三级临床科室提出开展 MDT 门诊申请并组建团队,团队内专家同意,科室主任知晓,大科同意,医务部和门诊部审核。提交分管院领导签批后门诊部执行。原则上,医技科室不能单独作为 MDT 门诊牵头科室,可以联合临床科室申请和组建 MDT 门诊。制订专用的 MDT 门诊申请表。

4. 制订激励和考核机制,鼓励开展 MDT 门诊,将 MDT 门诊开展情况作为科室 KPI 指标,设立 MDT 年终单项奖。医院质评部门和门诊部定期对 MDT 门诊进行质量管理和患者满意度调查。

5. 制订 MDT 管理章程,详细规定 MDT 门诊领导小组、专家团队、联络人和各行政职能部门的职责。

6. MDT 门诊服务对象为经院内专家评估或经其院外多次反复就诊均无法明确诊疗方案或诊疗效果差的疑难患者。MDT 门诊实行预约制,按照各病种申请的时间和投放的号源预约患者。

7. **MDT 门诊发起流程**

(1)院内副高级以上门诊医生征得患者同意后,通过医师工作站预约 MDT 门诊号源,患者缴费后到门诊办公室提交病历等相关资料,按号面时间地点到院就诊。

(2)患者或家属通过医院公众号自助预约 MDT 门诊同时按要求上传相关资料,审核通过后,按系统提示挂号就诊。

8. MDT 门诊就诊,患者带齐相关门诊病历和检验检查资料(包含检验报告、放射胶片、超声报告、病理切片或石蜡块等),按照号面时间到指定门诊地点。团队内专家一起讨论制订诊疗方案,涉及主要学科的权威专家负责将专家们意见和患者沟通,专家们共同解答患者疑问。

二、疑难病会诊门诊建设及管理

为适应国家新医改背景下大型公立医院职责的转化和调整,满足不断增加的门诊疑难患者就诊需求,减少患者等候时间,提高诊治效率和质量,开展门诊疑难病例会诊门诊。门诊疑难病例会诊在空间和流程上可与 MDT 门诊合并一起管理,但二者也有一定的差别,具体如下:

(一)疑难病会诊门诊发起

门诊疑难病例会诊的专家原则上应具有副高级及以上职称,由小科提名,大科确认,医务部备案,建立专家库。各临床科室和医技科室指定本专业联系人。

(二)疑难病会诊专家要求

发起会诊的专家具有副高级及以上职称,原则上该专家必须参与该例会诊,每次会诊不少于 2 名不同科室或专业的专家参与。

(三)疑难病会诊实施

门诊疑难病例会诊实行预约制,专家发起会诊,患者到门诊办公室登记预约,提交相关病历和资料,核实联系方式。门诊办公室专人负责联系涉及科室或专业专家,协调确定时间后联系患者会诊。为确保会诊质量,每诊次会诊患者在 5 名以下。

疑难病例多学科诊疗模式已经成为一种基础的医疗诊疗模式,它的重要地位和不可取代的重要性也越来越凸显。在实际执行中存在会诊组织效率低、患者临床数据整理跟踪随访缺乏工具、会诊质控指标缺乏、会诊过程记录不完整等问题。多学科联合会诊制度建设亟待加强,服务供给模式需不断创新,在重点发展危急重症和疑难重症诊疗,完善医疗联合体等多学科分工协作模式等方面还有许多工作要做。

三、便民门诊建设及管理

(一)组织架构和规章制度

便民门诊为方便患者而设立,由医院和门诊部统一管理,主要工作内容包括根据患者的需求开具常规检验/检查单,以及为复诊患者开具部分常用药物。有独立的工作职责和制度,包括便民门诊工作人员职责、便民门诊医师管理制度、便民门诊危急值报告的管理及流程等。

(二)设施配备

便民门诊通常位于专科门诊外的开放区域,以避免造成人员聚集。周围常配备相应的挂号/收费窗口,"一站式"服务患者。由于便民门诊不负责书写病历和诊治工作,其医疗电子病历系统是独立的安全组。并根据特色的便民服务设置独特的结构,在医院公众号首页设置便民自助,包括当日便民挂号和线上自助开单两个板块。

(三)人员管理

由于便民门诊服务内容不同于普通门诊,故多配备固定的医生出诊。在医生资源紧张的情况下,可由退休医生和轮转的年轻医生组成。由专人负责排班、业务/沟通技能培训、沟通、处理投诉、优化便民自助服务。例如:根据高峰期患者量进行弹性排班、建立医护群实时发放通知、常见错误沟通情况的调整、及时调整自助开单项目(例如儿童体格测量)等。

(蒋丽娟 杨 蕾)

第四节 特色门诊建设及管理

一、儿科特色门诊建设

随着医疗改革的推进,为进一步满足患者需求,现代医院的发展定位不断朝着专病特色门诊、疑难罕见病症的临床路径方向发展。儿科特色门诊的建设不仅是分级诊疗对大型妇产儿童专科医院的要求,也是国内外各医院取得专业优势的必由之路。

儿科特色门诊是医疗机构根据患者的就医需求,结合科室及医生的专业所长及研究方向,按疾病的诊断或症状所设置的门诊。在分级诊疗推动下,儿科特色门诊建设是未来三级医院优化资源配置、挖掘发展潜力、提高市场核心竞争力的重要手段。儿科特色门诊开设流程如下:

1. 由医生所在科室向门诊部门提出申请,申请儿童特色疾病名称,开诊时间,出诊医生及需协调的相应科室。

2. 门诊部负责协调沟通儿童特色门诊团队,确定出诊人员及时间。

3. 儿科特色门诊团队需编写诊疗常规或诊疗指南,组织学习,并提供特色门诊疾病信息介绍及出诊专家简介,维护团队常用医嘱及特殊医嘱。

4. 儿科特色门诊号源一旦挂出,出诊专家必须按时出诊,不得随意停诊、替诊。

儿科特色门诊可设置以下专科特色门诊,如儿童哮喘专病门诊、儿童遗尿专病门诊、儿童结核门诊、儿童肝病门诊、儿童癫痫门诊、儿童遗传代谢内分泌门诊、儿童语言专病门诊、高危早产儿随访门诊、早产儿营养及早期综合发展门诊、儿童性早熟门诊、儿童矮小症门诊、胎儿心血管疾病特色门诊、神经发育门诊、喂养困难特色门诊、儿童糖尿病护理门诊(护理)、儿童 PICC 随访管理门诊(护理)、新生儿护理门诊等。

二、妇产科特色门诊建设

妇产科特色门诊建设是基于《医院管理评价指南(2008 版)》中指出"开展多种形式的门诊诊疗服务,满足患者不同就医需要,方便患者就医"的指导方针,同时依据医院门诊相关管理规范,并从门诊实际情况出发,发挥妇科、产科等妇幼专科特色诊治优势,以特色门诊为支点进一步推动门诊专业的建设和发展。

为了给患者提供更加精准和专业的门诊诊疗服务,特色门诊以疾病或诊疗目的命名,患者根据所患疾病、主要症状或就医目的快速匹配相关门诊。开展特色门诊为患者提供一站式、多层次、个体化的诊疗服务,同时让诊疗流程更加高效、便捷。具体建设情况如下:

1. **妇科特色门诊**   可设置阴道镜门诊、盆底与康复专病门诊、妇科术后复查门诊、女性性医学门诊、妇科泌尿门诊、妇科肿瘤遗传咨询门诊、妇科中医门诊等。以上妇科特色门诊的开展是基于患者的疾病需求,让诊疗服务更加有针对性;同时整合相关就医流程,如将阴道镜检查与阴道镜门诊相结合,医生进行检查操作后及时看报告,简化了患者检查及看报告的流程,从而节约了患者时间。

2. **产科特色门诊**   可设置高龄孕产妇专科门诊、自发性早产门诊、胎儿医学门诊、产后复查门诊等,以上产科特色门诊的开展是基于各个医生专业特长为前提,结合当前高危妊娠孕妇不断增多的情况,从而提供给孕产妇较为精准、个体化的产前保健服务内容,同时也能保证孕产保健的医疗质量。

3. **生殖内分泌科和生殖医学科**   可设置复发性流产门诊、更年期门诊、不孕症专科门诊、监测排卵综合管理门诊、计划生育门诊、多囊卵巢综合征长期管理门诊、流产特色门诊等,以上特色门诊在结合医生专业特长的同时开展相关疾病的高水平、精细、标准和全程诊疗服务,同时还整合了营养、心理咨询等相关内容,从而能保证对相关疾病提供规范、系统的科学诊疗及随访服务。

三、特色门诊的管理

特色门诊是由某一学科针对某一常见病、多发病、疑难病或疾病组,结合自身学科的优势及影响力,开展对该疾病或该类疾病的门诊诊疗形式。

1. **加强科学管理,推进特色门诊工作**　特色门诊建设需从加强党建引领、强化学科建设出发,严格把控特色门诊开展的各环节管理,不断优化服务流程等措施,定期对特色门诊的建设和管理进行讨论和总结、提出改进意见和措施,从而逐步形成特色门诊的发展规模。

2. **严格准入和质量管理,提升特色门诊服务品质**　特色门诊应由相关专业具有丰富临床工作经验的主治医师及以上资格的医生出诊,且出诊医生由科室提出,经人力资源部、医务部等审核同意后,最终由门诊部备案并落实。出诊特色门诊医生需具有较强的责任心和良好的服务态度,不断更新诊疗技术和提高医疗水平。同时为保证医疗质量,出诊医生不能由下级医生、实习医生、进修医生代替。

3. **突出特色,重视宣传,加强系统平台整合**　充分发挥各级人员主观能动性,特别加强挂号和咨询导医的培训,以便患者前来咨询或挂号时相关人员能更加精准地提供挂号信息。加强信息系统建设和完善,医院挂号界面层次分明,从特色门诊下分各大科专业及下一级各亚专业或疾病名称,通俗易懂的表达让患者一目了然,从而使其获得最精准的导诊信息。

4. **带动教学、促进科研、充分发挥多学科诊治优势**　特色门诊的诊治过程也充分依托多学科诊疗中心,对于特色门诊前来就诊的疑难病例,诊疗医生可利用 MDT 门诊提起申请,并进行多学科专家针对性集中讨论。同时医、教、研结合,持续安排实习、见习和进修医生的学习,促进学科和专业的同时,还能同时促进教学和科研的开展。

5. **发挥特色特长,让转诊患者有指定医生接诊**　梳理各个特色门诊的疾病和专业名称后,对于下级医院转诊来的患者,门诊办公室可以匹配对应诊断室和医生,安排转诊就诊。对医生的看诊专业进行细分后,医生对于该专业方向有较为深入的认识和理解,对于转诊前来的就诊患者也做到了心中有数,可以提供更为精准的诊疗服务。

开展特色门诊延长了门诊服务链条,深化了门诊内涵建设,让不同妇科、产科、儿科疾病和亚专业问题在门诊即可得到一站式服务和解决,最终能较好地提升医院社会效益,扩大医院的口碑和影响力,并突出医院始终站在患者角度思考问题、全心全意为妇幼健康服务的核心理念。

四、护理特色门诊建设及管理

(一)护理特色门诊建设

在特色门诊开展基础上进行延伸,护士组成管理小组将常见病、多发病、疑难病及其疾病组患者纳入组内管理,小组内护士定期通过门诊形式接诊患者并安排后续随访事宜。

（二）护理特色门诊的管理

1. 开诊要求　开诊专业由护理部根据该病种或疾病组对本学科护理发展、临床护理需求、慢病患者健康管理获益性等因素来确定是否开诊。

2. 出诊人员资质要求　出诊人员资质需作较高要求,应为中级（3 年）及以上职称的护士。

3. 技术力量和人员储备　原则上为每一特色门诊应保证 2 个及以上人员出诊（特殊情况除外）,每周开诊不低于 1 个诊次。

4. 申请流程

（1）申请设置特色门诊的科室应填写提交护理特色门诊申请表。

（2）完成申请表填写后,经三级学科 / 亚专业、护理部审核同意后交门诊办公室,由门诊部和医务部联合组织特色门诊领导小组相关专家进行论证,通过后报分管院领导审批,门诊办公室根据签批意见负责落实开诊事宜。

（3）如科室需要增加已开展特色门诊出诊人员,由本人提出申请,并注明拟开诊时间,经三级学科 / 亚专业、护理部审核同意后交由门诊办公室落实。

5. 收费与出诊、停替诊等管理参照国家、医院等规定执行。

（三）护理特色门诊的创新与思考

随着医学技术的不断进步及学科发展的不断深化,临床专业水平越发精细化,基于这种发展趋势的特点,需要护士更积极地介入到慢病患者管理团队中去,对患者实施全病程管理干预。积极被随访干预的慢病患者较没有进行干预的慢病患者,其诊疗过程更符合指南规范,对治疗的依从性更高且更容易接受随访,患者生存率和生存质量均有显著提高。

随着社会发展和医学模式的转变,医院开始推行优质服务理念。护理部深入推进"以患者为中心的全程健康管理"理念,充分利用信息化技术,基于 AI 技术开发"患者云随访系统",全面调配护士。开通护理在线门诊与护理特色门诊,将护理干预融合线上 - 线下、贯穿诊前 - 诊中 - 诊后、涵盖门诊 - 住院 - 复诊患者健康管理的多渠道、全流程、闭环式的大健康管理体系。

医院期望护理的参与能如串珠一般,将患者全生命周期的各环节都连接起来,开设护理特色门诊只是其中一个环节。在这个过程中,优化疾病全周期管理以及实现个体化的健康评估与治疗,可以使患者最终受益。将护理特色门诊及护理干预措施的实施效果进行总结与分析,同时,不断优化"以患者为中心的全程健康管理"模式,借此建立该模式下的护理长效管理规范,并积极推广应用,期望在区域内产生示范效应。

（谢　红　郑　伟　程文丽）

第九章　儿科门诊常见疾病评估及护理

儿科门诊疾病种类多、患儿病情变化快、护理工作量大、节奏快，因此，应根据儿科门诊的特点，选择恰当的疾病评估方法和护理措施。"ABCD+OPQRST"病情评估框架可准确、全面、迅速、有效地监测患儿病情变化，判断不良预后，及时与医生、患儿及家属有效沟通，以便采取正确的医疗处理措施，降低儿科门诊的医疗风险。

儿科门诊的护理措施主要以病情观察和健康教育为主。密切观察患儿的病情变化，预防医院内感染，严格执行消毒隔离制度，及时发现传染病的可疑征象，并实施隔离措施等；提供健康宣教和合理喂养，促进儿童生长发育、居家护理、预防疾病等。

第一节　新生儿黄疸

新生儿黄疸（neonatal jaundice）又称新生儿高胆红素血症，是由于血清胆红素浓度增高（主要是未结合胆红素）而引起皮肤黏膜、巩膜等黄染的现象，是新生儿时期普遍存在的一种疾病，约60%的足月新生儿和80%的早产新生儿在出生后1周会出现临床黄疸。

新生儿生理性黄疸通常在生后2~3天出现，足月儿血清胆红素水平通常在220.6μmol/L以下，4~5天达高峰，5~7天消退，绝大多数≤2周；早产儿在257μmol/L以下，一般不会引起严重并发症，预后好。病理性新生儿高胆红素血症可由感染、溶血、母乳等因素导致，可能会引起胆汁淤积、肝硬化、胆红素脑病等，严重者可危及生命，需积极治疗，病理性新生儿黄疸的预后取决于病因及黄疸程度。

【临床表现】

新生儿高胆红素血症多见于新生儿早期，患儿胆红素代谢出现障碍，根据胆红素增高情况进行分类，将其分为直接胆红素增高与间接胆红素增高、混合性胆红素增高。引起新生儿黄疸的主要原因与红细胞破坏生成胆红素过多、肝细胞排泄胆红素的能力差、胆汁排泄障碍、胆红素肠肝循环等有关，而新生儿缺氧、头颅血肿、溶血、高热、窒息、皮下淤血、低血糖等都是该病的高危因素。患儿的主要症状是皮肤与巩膜黄染，严重患儿伴有肝脾大症状。患儿总胆红素超过343μmol/L为重度高胆红素血症，超过427μmol/L为极重度高胆红素血症，超过

510μmol/L 为危险性高胆红素血症。

【门诊护理评估】

（一）ABCD 病情评估框架

1. A（气道） 观察患儿气道是否通畅，有无梗阻；观察新生儿呼吸形态，呼吸音，询问家属近期患儿哭闹情况。

2. B（呼吸） 观察患儿的呼吸形态、呼吸频率，利用"看、数、听"三大判别办法及时发现患儿呼吸不畅的现象；密切观察患儿是否有窒息。

3. C（循环） 监测患儿血压、心率、心律、心音情况。

4. D（意识） 观察患儿意识状态及瞳孔情况，通过轻拍患儿、疼痛刺激等多种方法观察患儿对声音、疼痛的反应，以此判断患儿的意识情况。

（二）OPQRST 病情评估框架

1. O（时间 / 部位） 询问患儿家属皮肤黄染出现时间，观察患儿皮肤黄染的部位和范围。

2. P（缓解 / 加剧因素） 询问患儿胎龄、分娩方式、药物服用情况、有无诱发物接触等。

3. Q（症状性质） 询问患儿母婴血型、体重、喂养及保暖情况，是否出现厌食、呕吐等。

4. R（伴随症状） 观察患儿的反应、精神状态、吸吮力、肌张力等情况，询问有无感染灶，有无抽搐等。

5. S（严重程度） 评估患儿 Apgar 评分、体温变化及大便颜色，了解胆红素变化。

6. T（持续时间） 询问患儿皮肤黄染的持续时间。

【门诊护理措施】

（一）病情观察

保持新生儿呼吸道通畅，对于包被捆绑、遮盖的新生儿应随时注意患儿呼吸情况。新生儿病情变化快，应注意观察患儿面色、精神反应、哭声、反射、皮肤颜色、四肢等情况。

（二）控制感染

患儿就诊期间严格执行消毒隔离，医务人员在操作中应严格做好手卫生，每次接触患儿前后应洗手或使用免洗手消毒液进行手部擦拭消毒，严防交叉感染。新生儿诊断室应固定且相对独立，与传染病诊断室及普通诊断室分隔开，保持诊断室内空气流通；足月儿维持室温在 22~24℃，早产儿维持室温在 24~26℃，相对湿度 55%~65%，定期开窗通风，做好每日诊疗完毕后终末消毒处理工作。

（三）居家护理

告知患儿家属，注意观察新生儿的体重、体重减轻百分比、尿量和大便的频次和颜色、是否存在黄疸以及营养状况等。护士需教会患儿家属抚触护理,抚触护理是经过科学的指导,对新生儿皮肤进行有序的抚摸,通过温和的皮肤刺激新生儿中枢神经系统,促进胃泌素及胰岛素的分泌,增加婴儿吃奶次数,增加对食物的消化吸收能力;促进肠蠕动,加速胎便排出,带走多余的未结合胆红素,减少胆红素的重吸收,达到治疗效果。

（四）健康教育

医务人员应在围产期加强母乳喂养相关健康宣教,母乳喂养应在出生后的1小时内尽快开始,建议最初几天每日至少哺乳 8~12 次。医务人员应在临床工作中为新生儿父母及其照顾者提供黄疸相关信息,内容包括新生儿黄疸的危险因素、监测目的和方法、预防护理措施、相关治疗方法及其注意事项等。

知识拓展

新生儿经皮黄疸测定

新生儿经皮黄疸测定是运用光纤维技术、光电子技术等进行测量,只需将探头轻压新生儿前额、胸前区即可测定经皮胆红素的浓度,并显示血清总胆红素浓度值。经皮黄疸测试仪优点:检测不用采血、无创、无痛、快捷、安全;黄疸仪外形美观,体积小巧,操作简单,方便携带;无须消耗品。

（杨　云　康冰瑶　谢　红）

第二节　儿童腹泻

腹泻(diarrhea)定义为大便性状改变和/或大便次数较平时增多,以大便性状改变为主要特征,大便性状改变可呈稀便、水样便、黏液便和脓血便;大便次数增多一般为 ≥3 次 /d。根据病程分为急性腹泻病(≤2 周)、迁延性腹泻病(2 周~2 个月)和慢性腹泻病(>2 个月)。

【临床表现】

（一）儿童腹泻按病情分型

1. **轻型**　无脱水、中毒症状。

2. **中型**　有些脱水或有轻度中毒症状。

3. **重型**　有重度脱水或明显中毒症状(烦躁、精神萎靡、嗜睡、面色苍白、高热、外周血白细胞计数明显增高等)。

（二）病因

1. 感染性因素　感染因素可分为肠道内感染和肠道外感染。肠道内感染主要是病原经粪 - 口途径感染，感染的病原有病毒、细菌、真菌、寄生虫，以前两者多见，尤其是病毒。轮状病毒和诺如病毒是最常见的病毒，细菌感染包括大肠埃希菌、空肠弯曲菌、肠道沙门菌和志贺菌属等。感染性腹泻包括夏季和秋冬两个高峰季节，夏季（6~8 月）主要的病原菌为大肠埃希菌和痢疾杆菌，秋冬季节（10~12 月）主要病原体为轮状病毒。真菌感染主要为白念珠菌、热带念珠菌等。

2. 非感染性因素　包括饮食因素和气候因素，饮食方面喂养不当（过早添加辅食，突然改变食物品种）、食物过敏（在我国最常见的过敏原食物有牛奶、鸡蛋、大豆、鱼、虾、花生、小麦、某些水果等）、先天性或获得性蔗糖酶和乳糖酶缺乏、葡萄糖 - 半乳糖吸收不良等营养吸收不良、肠道结构缺陷等。

【门诊护理评估】

（一）ABCD 病情评估框架

1. A（气道）　观察并询问患儿家属有无吐奶；观察呼吸形态，有无哭闹，气道梗阻等症状。

2. B（呼吸）　观察患儿的呼吸形态、呼吸频率；利用"看、数、听"三大判别办法及时发现患儿呼吸不畅的现象；密切观察婴儿是否有窒息。

3. C（循环）　评估患儿毛细血管再充盈时间，触摸动脉、肢端情况，测量患儿血压，询问患儿尿量情况。

4. D（意识）　观察患儿精神意识状态，有无精神萎靡、疲惫。

（二）OPQRST 病情评估框架

1. O（时间 / 部位）　询问家属患儿腹泻时间，观察患儿肛周皮肤有无发红、糜烂和破损。

2. P（缓解 / 加剧因素）　询问喂养方式、喂何种乳品、冲调浓度、喂哺次数及每次量、添加换乳期食物及断奶情况；有无不洁饮食史、食物过敏、腹部受凉或过热导致饮水过多。

3. Q（症状性质）　询问家属患儿腹泻次数、大便颜色、性状、量、气味，仔细观察粪便性状。

4. R（伴随症状）　询问家属患儿有无呕吐、腹胀、腹痛、里急后重等不适。

5. S（严重程度）　评估患儿体重、前囟、眼窝、皮肤黏膜、循环状况和尿量等；评估脱水程度和性质，有无低钾血症和代谢性酸中毒等症状。

6. T（持续时间）　询问患儿腹泻持续的时间。

【门诊护理措施】

（一）预防腹泻

第一，通过服用维生素 A 等营养补剂以及注意安全用水和卫生来预防腹泻；第二，应注意个人卫生和环境卫生、提倡母乳喂养、积极防治营养不良；第三，合理应用抗菌药物以及轮状病毒疫苗来预防急性感染性腹泻的发生。

（二）健康教育

腹泻儿童，首选口服补液盐（oral rehydration salt, ORS）或低渗 ORS 补液治疗轻、中度脱水；无静脉输液条件的中、重度脱水选择 ORS 鼻饲管补液等。门诊护士应告知患儿及家属补液后应尽早恢复进食，婴幼儿继续母乳喂养，配方奶喂养者选择低乳糖或无乳糖配方，而年龄较大儿童饮食则不加以限制。

（三）用药指导

所有的腹泻儿童都不推荐使用止泻药，可推荐使用吸附剂，如使用蒙脱石散治疗儿童急性水样腹泻。可补充锌制剂，补锌治疗有助于改善急性腹泻病和慢性腹泻病患儿的临床预后，减少腹泻复发，推荐急性感染性腹泻患儿进食后即予以补锌治疗。<6 个月的患儿，每日补充元素锌 10mg；>6 个月的患儿，每日补充元素锌 20mg，共 10~14 天。益生菌对治疗儿童急性感染性腹泻有效，尤其是对病毒感染导致的水样腹泻具有显著疗效。

知识拓展

口服补液盐

口服补液盐是预防和治疗轻度、中度脱水的首选方法。目前推荐口服补液盐或米汤加盐溶液（每 500mL 大米汤加细盐 1.75g），对大米过敏的患儿不推荐使用。从患儿腹泻开始就应口服足量的液体以预防脱水，预防脱水的液体用量建议：①在每次排便后补充适量液体（<6 个月者：50ml/ 次；6 个月至 2 岁者：100ml/ 次；2~10 岁者：150ml/ 次；10 岁以上患儿可随意），直至腹泻停止。②轻度、中度脱水者：口服补液用量（ml）= 体质量（kg）×（50~75）ml，4 小时内分次服完后再次评估脱水情况，调整补液方案。

（杨　云　康冰瑶　谢　红）

第三节　支气管肺炎

支气管肺炎（bronchopneumonia）为儿童时期最常见的肺炎，主要累及支气管壁和肺泡，以 2 岁以下儿童最多见。起病急，四季均可发病，以冬、春寒冷季节及气候骤变时多见。支气管肺炎的致病机制包括通过黏附及细胞毒效应对呼吸道上皮造成直接损伤和通过免疫机制引起呼吸道及肺外系统损伤。

【临床表现】

支气管肺炎的临床表现轻重不一,婴幼儿的临床表现多不典型,总体较轻。咳嗽和发热是支气管肺炎的主要症状。咳嗽发生率为80%~100%,病程早期以持续干咳为主,呈阵发性加重,可有类百日咳样咳嗽,后期可伴白色或黄色黏痰,部分可出现喘息。约44.4%患儿可出现发热,但几乎所有重症支气管肺炎均出现发热,其中88.5%出现高热(体温≥39℃),同时出现气急缺氧的表现。

普通支气管肺炎早期肺部体征常不明显,可有呼吸音减低,局部出现干湿啰音、喘鸣音等。临床表现轻,而且与影像学的显著表现不一致是支气管肺炎的一大特征。肺部病变范围广、伴有中等量以上的胸腔积液时可有呼吸困难。肺内出现并发症如肺不张、肺梗死则可出现胸部叩诊变实,呼吸音减低。

严重支气管肺炎引起的并发症包括肺不张、坏死性肺炎、肺脓肿、肺栓塞以及胸腔积液等,可遗留后遗症。支气管肺炎后还可发生慢性肺间质纤维化、闭塞性细支气管炎、单侧肺异常透亮综合征(单侧透明肺)以及肺弥散功能减低等。肺外并发症可累及神经、血液、心脏、肝、肾、胃肠道、骨关节、肌肉以及皮肤等多个器官系统。

【门诊护理评估】

（一）ABCD 病情评估框架

1. A(气道)　观察患儿气道是否通畅,有无分泌物阻塞气道等情况发生;观察患儿面色、有无憋喘表现、呼吸形态及呼吸音,必要时可使用听诊器进行肺部干湿啰音评估。

2. B(呼吸)　观察患儿的呼吸形态、呼吸频率,患儿往往咳嗽后会出现呼吸增快表现;观察患儿有无点头呼吸、鼻翼扇动和三凹征等代偿缺氧引起的呼吸形态改变。

3. C(循环)　监测患儿血压、心率、心律、心音,是否出现血压下降、四肢凉、脉细数,仔细观察皮肤、黏膜情况,询问患儿小便情况。

4. D(意识)　观察患儿有无精神萎靡、烦躁不安或嗜睡等表现。

（二）OPQRST 病情评估框架

1. O(时间/部位)　询问家属患儿症状出现时间、临床表现。

2. P(缓解/加剧因素)　询问有无反复呼吸道感染史,发病前是否麻疹、百日咳等呼吸道传染病;询问出生时情况,患儿生长发育情况;生后是否按时接种疫苗,家族史。

3. Q(症状性质)　评估患儿有无发热、咳嗽、咳痰的情况,体温增高的程度、热型,咳嗽、咳痰的性质。

4. R(伴随症状)　有无呼吸增快、心率增快,有无循环、神经、消化系统受累的临床表现。

5. S(严重程度) 有无气促、端坐呼吸、鼻翼扇动、肺部啰音、三凹征及唇周发绀等症状和体征。

6. T(持续时间) 询问患儿症状持续的时间。

【门诊护理措施】

（一）病情观察

密切观察诊区内患儿的神志、面色、呼吸、心音及心率等变化,如患儿出现烦躁不安、面色苍白、病情突然加重,出现剧烈咳嗽应报告医生优先就诊;若患儿出现呼吸困难、面色青紫、胸痛及一侧呼吸运动受限,立即报告医生,就地抢救。

（二）控制感染

患儿就诊期间保持诊断室内空气流通,及时消毒,室温控制在 18~20℃、湿度 60% 为宜,特殊病原体感染(如腺病毒感染)患儿就诊后还应进行空气和物体表面消毒。遵医嘱给予抗生素治疗。

（三）健康教育

门诊护士通过信息化方式强化家庭教育可提高患儿家长疾病知识掌握度,有利于其监督患儿用药、作息和饮食等,提高患儿依从性;赞扬并鼓励依从性良好的患儿坚持治疗,了解依从性差患儿不遵医嘱的原因并给予针对性护理措施均可提高患儿依从性,保证患儿严格遵医嘱用药,进而提升其肺功能指标水平。同时,告知患儿家长家庭需定期开窗通风透气,更换患儿床单、被褥及枕头,保持室内干净、整洁,避免长时间逗留于人流量较多、通风不良的公共场所;避免患儿接触病原体,预防支气管感染;加强饮食营养,避免食用刺激性、致敏食物可提高患儿免疫力,防止病情复发。

此外,门诊护士可指导患儿吹气球、练习呼吸操可提高患儿肺功能,预防疾病复发。密切监测体温变化,指导家属进行正确的体温测量及判断方法,提倡体温 <38.5℃ 患儿采用物理降温;体温 >38.5℃ 的患儿给予药物降温。指导患儿有效地咳嗽,必要时可进行雾化吸入。使用上述方法不能有效咳出痰液者,应立即到医院就诊。

知识拓展

多频振动治疗仪在支气管肺炎中的应用

多频振动治疗仪其主要物理机制来源于垂直于身体表面的垂直力,可有效刺激支气管黏膜,降低黏液释放,通过液化手段,以稀释痰液,便于痰液排出;同时可借助代谢物松弛原理,以控制痰液分泌,进而有效改善咳痰症状;借助平行于身体表层的水平力,有效促使深部痰液排泄,在临床辅助治疗时,可显著促使肺部湿啰音消散,加速肺部临床症状转归,以缩短临床治疗周期。

（杨　云　康冰瑶　谢　红）

第四节　急性上呼吸道感染

急性上呼吸道感染（acute upper respiratory tract infection）简称上感,是包括鼻腔、咽或喉部急性炎症的总称,它不是一个疾病诊断,而是一组疾病的总称,包括普通感冒、病毒性咽炎、喉炎、疱疹性咽峡炎、咽结膜热、细菌性咽-扁桃体炎。主要病原体是病毒,少数为细菌。通常病情轻、病程短、多可自愈,预后好。但发病率高,有时可伴有严重并发症,需积极防治。

【临床表现】

全年皆可发病,冬春季节多发,可通过含有病毒的飞沫或被污染的手和用具传播,多为散发,但可在气候突变时小规模流行。由于引起上感的病毒类型较多,机体对各种病毒感染后产生的免疫力较弱且短暂,病毒之间无交叉免疫,同时在健康人群亦可携带,故可反复发病。根据病因和病变范围的不同,有以下类型:

1. **普通感冒**　俗称"伤风",又称急性鼻炎或上呼吸道卡他,以鼻咽部卡他症状为主要临床表现。多由鼻病毒引起,其次为冠状病毒、副流感病毒、呼吸道合胞病毒、埃克病毒、柯萨奇病毒等。

起病较急,主要表现为鼻部症状,如喷嚏、鼻塞、流清水样鼻涕,也可表现为咳嗽、咽干、咽痒或灼热感,甚至鼻后滴漏感。发病同时或数小时后可有喷嚏、鼻塞、流清水样鼻涕等症状。2~3天后鼻涕变稠,常伴咽痛、流泪、味觉减退、呼吸不畅、声嘶等。一般无发热及全身症状,或仅有低热、不适、轻度畏寒、头痛。体检可见鼻腔黏膜充血、水肿、有分泌物,咽部轻度充血。一般5~7天可痊愈。

2. **急性病毒性咽炎或喉炎**

（1）急性病毒性咽炎:多由鼻病毒、腺病毒、流感病毒、副流感病毒以及肠道病毒、呼吸道合胞病毒等引起。临床特征为咽部发痒或灼热感,咳嗽少见,一般咽痛不明显。当吞咽疼痛时,常提示有链球菌感染。体检咽部明显充血水肿,颌下淋巴结肿大且触痛。

（2）急性病毒性喉炎:多由鼻病毒、流感病毒、副流感病毒及腺病毒等引起。临床特征为声嘶、发声困难、咳嗽时疼痛,常有发热、咽痛或咳嗽。体检可见喉部水肿、充血,局部淋巴结轻度肿大和触痛,可闻及喉部的喘鸣音。

3. 急性疱疹性咽峡炎　多于夏季发作,儿童多见,偶见于成年人。常由柯萨奇病毒 A 引起,表现为明显咽痛、发热,体检可见咽部充血,软腭、腭垂、咽及扁桃体表面有灰白色疱疹及浅表溃疡,周围有红晕,随后形成疱疹,病程约 1 周。

4. 咽结膜热　是一种表现为急性滤泡性结膜炎,并伴有上呼吸道感染和发热的病毒性结膜炎,常发生于夏季,儿童多见,游泳者易于传播。病原体为腺病毒、柯萨奇病毒等。临床主要表现为发热、咽炎、结膜炎三大症状,病程 4~6 天。

5. 细菌性咽炎及扁桃体炎　病原体主要为溶血性链球菌,其次由流感嗜血杆菌、肺炎球菌、葡萄球菌等引起。起病急,临床表现为咽痛、畏寒、发热(体温可达 39℃以上)。体检可见咽部明显充血,扁桃体肿大、充血,表面可有黄色脓性分泌物,伴有颌下淋巴结肿大、压痛,肺部无异常体征。

【门诊护理评估】

(一)ABCD 病情评估框架

1. A(气道)　观察患儿的呼吸形态,有无哭闹,是否闻及明显痰响,有无气道梗阻等。

2. B(呼吸)　观察患儿的呼吸形态、呼吸频率;利用“看、数、听”三大判别办法及时发现患儿呼吸不畅的现象;密切观察患儿是否有窒息。

3. C(循环)　评估患儿毛细血管再充盈时间,触摸动脉,是否出现指端发冷;测量患儿血压,是否有心率增快等循环受累临床表现。

4. D(意识)　观察患儿精神意识状态,有无精神萎靡、嗜睡或烦躁不安,是否出现意识障碍、惊厥等。

(二)OPQRST 病情评估框架

1. O(时间/部位)　询问患儿症状出现的时间、出现的部位。

2. P(缓解/加剧因素)　询问发病原因,了解有无反复呼吸道感染史,发病前是否有麻疹、百日咳等呼吸道传染病;询问出生时是否足月顺产,是否按时接种疫苗,患儿生长发育是否正常等。

3. Q(症状性质)　询问患儿体温升高的程度、热型及咳嗽、咳痰的性质。

4. R(伴随症状)　询问有无发热、咳嗽、咳痰、腹痛等症状。

5. S(严重程度)　评估患儿是否出现呼吸加快、心率增快、肺部啰音,有无气促、端坐呼吸、鼻翼扇动、三凹征及唇周发绀等症状,以及严重程度。

6. T(持续时间)　患儿咳嗽或发热等症状持续的时间。

【门诊护理措施】

(一)病情观察

密切观察患儿体温变化,注意咳嗽的性质、神经系统症状、口腔黏膜改变及皮肤有无皮疹等,以便早期发现麻疹、猩红热、百日咳、流行性脑脊髓膜炎等急性传染病。加强诊区内巡视,若出现 ABCD 病情评估框架中任一症状,立即就地抢救,遵医嘱给予氧疗,改善通气功能,保持呼吸道通畅,建立两条静脉通道,纠正水、电解质及酸碱平衡紊乱,维持血液循环,待患儿病情平稳后再评估 OPQRST。

（二）促进舒适

保持诊区内室温 18~22℃,湿度 50%~60%,保持诊区空气清新,但应避免空气对流,以减少空气对呼吸道黏膜的刺激。

（三）居家护理

1. 儿童居室应宽敞、整洁、采光好,经常开窗通气,保持室内空气新鲜,成人应避免在儿童居室内吸烟。

2. 合理喂养儿童,婴儿提倡母乳喂养,及时添加换乳期食物,保证摄入足量的蛋白质及维生素;要营养平衡,纠正偏食。

3. 多进行户外活动,加强体格锻炼,增强体质,提高呼吸系统的抵抗力与适应环境的能力。

4. 在气候骤变时,应及时增减衣服,既要注意保暖、避免着凉,又要避免过多地出汗,出汗后及时更换衣物。

5. 在上呼吸道感染的高发季节,避免带儿童去人多拥挤、空气不流通的公共场所。体弱儿童建议注射流感疫苗增加对感染的防御能力。

6. 指导家属,对于体温 <38.5℃的患儿进行物理降温,体温 >38.5℃的患儿,给予药物降温,在使用解热剂后应注意多饮水,以免大量出汗引起虚脱。

（四）健康教育

告知患儿家属保持患儿口腔清洁,婴幼儿饭后喂少量的温开水以清洗口腔,年长儿饭后漱口,口唇涂油以免干燥。及时清除鼻腔及咽喉部分泌物和干痂,保持鼻孔周围的清洁,并用润肤露、液状石蜡等涂抹鼻翼部的黏膜及鼻下皮肤,以减轻分泌物的刺激。嘱患儿不要用力擤鼻,以免炎症经咽鼓管向中耳发展引起中耳炎。若婴儿因鼻塞而妨碍吸吮,可在哺乳前 15 分钟用 0.5% 麻黄碱液滴鼻,使鼻腔通畅,保证吸吮。有呼吸困难者,应少食多餐。婴儿哺乳时应取头高位,呛咳重者用滴管或小勺协助进食,以免进食用力或呛咳加重病情。发热、呼吸增快会增加水分消耗,所以应注意水分的摄入,摄入量不足者应该前往医院就诊。

知识拓展

使用退热药的注意事项

患儿退热时应优先选择安全性好、疗效确切的药物,谨慎选择新药,同时注意选用儿童剂型,如滴剂、混悬剂和颗粒剂,该类剂型具有分散性好,起效快,剂量准确和口感好等特点,并且药物使用说明书内容详细,用药剂量和次数与年龄和体重相对应,注意事项明晰。任何疾病都有一定的发展和恢复过程,即使诊断明确,用药及时,也可能持续 2~3 天才能退热,避免重复用药,不刻意追求尽快退热,加大剂量或同时服用其他含有解热镇痛药的复方制剂,几种药品同时使用作用叠加致使小儿体温突然骤降,导致虚脱,甚至中毒。在使用口服退热药时,可发生多汗等不良反应,体温突然下降可致虚脱,要及时补充适量水分及电解质,这既是儿童机体新陈代谢的需要,也有助于药物的代谢与排泄,以避免和减轻药物不良反应。

（杨　云　康冰瑶　谢　红）

第五节　儿童单纯性肥胖

儿童单纯性肥胖（obesity）是由于长期能量摄入超过人体的消耗,使体内脂肪过度积聚、体重超过一定范围的一种营养障碍性疾病,以过度营养、运动不足、行为异常为特征。

【临床表现】

肥胖可发生于任何年龄,但常见于婴儿期、5~6 岁和青春期。患儿食欲旺盛且喜吃甜食和高脂肪食物。

明显肥胖的患儿常有疲劳感,用力时出现气短或腿痛。严重肥胖者可因脂肪过度堆积而限制胸廓扩展及膈肌运动,导致肺通气不良,引起低氧血症、红细胞增多、发绀,严重时心脏扩大、心力衰竭甚至死亡,称肥胖 - 换氧不良综合征。

查体可见患儿皮下脂肪丰满,但分布均匀。严重肥胖者胸腹、臀部及大腿皮肤出现皮纹,双下肢负荷过重可致膝外翻和扁平足。女孩肥胖儿胸部脂肪堆积应与乳房发育鉴别。男孩肥胖儿阴茎可隐匿在阴阜脂肪垫中而被误诊为阴茎发育不良。肥胖儿童性发育较早,故最终身高略低于正常儿童。

儿童肥胖的诊断以体重超过同性别、同身高参照人群均值 10%~19% 者为超重,超过 20% 以上者为肥胖。其中超过 20%~29% 者为轻度肥胖;超过 30%~49% 者为中度肥胖;超过 50% 者为重度肥胖。

肥胖的常用评价指标是体重指数（body mass index, BMI）。BMI 计算公式:体重（kg）/ 身高（长）的平方（m²）。当 BMI 超过同性别、同年龄的第 95 百分位数可诊断为肥胖;第 85~95 百分位数为超重,并具有肥胖的风险。2~20 岁儿童 BMI 的百分位见图 9-1。

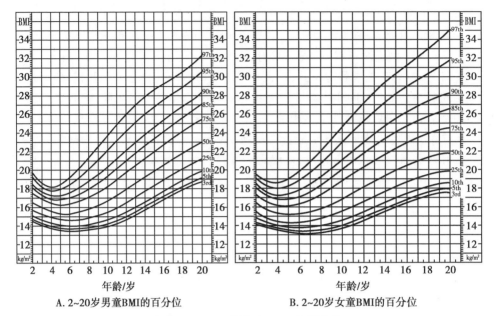

A. 2~20岁男童BMI的百分位   B. 2~20岁女童BMI的百分位

图9-1   2~20岁儿童BMI的百分位

【门诊护理评估】

（一）ABCD病情评估框架

1. A（气道） 观察患儿呼吸形态；询问患儿是否出现气促、呼吸困难等症状。

2. B（呼吸） 观察患儿的呼吸形态、呼吸频率；利用"看、数、听"三大判别办法及时发现患儿呼吸不畅的现象。

3. C（循环） 观察患儿有无面色发绀、指甲微血管充盈时间延长；询问患儿及其家属有无少尿或无尿症状。

4. D（意识） 观察患儿精神意识状态，是否有烦躁不安、意识丧失等临床表现。

（二）OPQRST病情评估框架

1. O（时间/部位） 询问患儿及患儿家属肥胖及性发育开始的时间；观察臀部或大腿是否出现皮纹，性发育情况。

2. P（缓解/加剧因素） 询问主要摄入的食物及每次摄入的量，是否出现过度进食；有无运动；询问家族史，如父母是否肥胖。

3. Q（症状性质） 询问患儿是否有气促、呼吸困难现象，肥胖的程度。

4. R（伴随症状） 评估患儿是否出现气促或腿痛，是否有膝外翻或扁平足，性发育是否正常和其他内分泌疾病。

5. S（严重程度） 检查患儿出现脂肪肝、高血脂、肥胖-换氧不良综合征严重程度。

6. T(**持续时间**)　询问患儿肥胖持续的时间。

【**门诊护理措施**】

（一）**病情观察**

密切观察患儿病情,若出现 ABCD 病情评估框架中任一情况,立即就地抢救,遵医嘱给予氧疗,改善通气功能,保持呼吸道通畅,建立两条静脉通道,纠正水、电解质及酸碱平衡紊乱,维持血液循环,待患儿病情平稳后再评估 OPQRST。

（二）**居家护理**

1. **行为矫正**　进食定时定量,餐具采用浅碗和小盘子,进食速度要慢些,进食完毕后应立即搬走剩余饭菜,以免继续进食;肥胖儿童应建立减肥日记,记录进食情况如所有食物摄入时间、食物种类、数量等;加强体育锻炼,活动情况如每日活动时间、活动类型、睡眠时间及定期的体重测量数据。家属进行生长发育监测,帮助患儿评价治疗情况,建立良好饮食与行为习惯。

2. **心理支持**　针对单纯性肥胖的患儿,大多表现为不自信、胆小、自卑等消极心理,需及时进行心理疏导。家属应经常鼓励患儿坚持控制饮食及加强锻炼,增强减肥信心。鼓励患儿多参加集体活动,改变其孤僻、自卑的心理,帮助患儿建立健康的生活方式,具备自我管理的能力。

（三）**健康教育**

1. **饮食管理**　在满足儿童基本营养及生长发育需要,避免影响其生长发育的前提下,为了达到减肥的目的,患儿每日摄入的能量必须低于机体消耗的总能量。推荐低脂肪、低糖类和高蛋白质食品,应保证膳食中微量营养素的供给,必要时可服用复合维生素片剂。鼓励患儿进食体积大、饱腹感强而能量低的蔬菜类食品,其纤维可减少糖类的吸收和胰岛素的分泌,并能阻止胆盐的肝肠循环,促进胆固醇排泄,且有一定的通便作用。如萝卜、胡萝卜、青菜、黄瓜、番茄、莴苣、苹果、柑橘、竹笋等。

2. **运动疗法**　适量运动能促进脂肪分解,减少胰岛素分泌,使脂肪合成减少,蛋白质合成增加,促进肌肉发育。可选择既有效又易于坚持的运动,如晨间跑步、爬楼梯、跳绳、游泳等,每日坚持运动至少 30 分钟。活动量以运动后轻松愉快、不感到疲劳为适度。

（陈任译　康冰瑶　谢红）

第六节　手足口病

手足口病（hand-foot-mouth disease）是由肠道病毒引起的急性传染病,主要症状表现为发热,手、足、口腔等部位的斑丘疹、疱疹,重者可出现脑膜炎、脑炎、脑脊髓炎、肺水肿、循环障碍等。致死原因主要为脑干脑炎及神经源性肺水肿。

手足口病患者和隐性感染者为主要传染源。病毒通过患者的粪便、唾液或口鼻分泌物排出，粪便排出病毒的持续时间长达 3~5 周。主要传播途径为粪-口传播，亦可经接触患者呼吸道分泌物、疱疹液或污染的物品而感染。本病多发生于学龄前儿童，感染后可获得免疫力，但持续时间尚不明确。

【临床表现】

（一）潜伏期

潜伏期多为 2~10 天，平均 3~5 天。

（二）临床分期

根据临床表现，将手足口病分为以下 5 期（表 9-1）：

表 9-1　手足口病临床分期

分期	临床表现	病情程度
第 1 期 （出疹期）	表现为发热，手、足、口、臀等部位出疹，可伴有咳嗽、流涕、食欲减退等症状。部分病例仅表现为皮疹或疱疹性咽峡炎，个别病例可无皮疹	普通型，绝大多数在此期痊愈
第 2 期 （神经系统受累期）	少数病例可出现中枢神经系统损害，多发生在病程 1~5 天内，表现为精神差、嗜睡、吸吮无力、易惊、头痛、呕吐、烦躁、肢体抖动、肌无力、颈项强直等	重症病例重型，大多数可痊愈
第 3 期 （心肺功能衰竭前期）	多发生在病程 5 天内，表现为心率和呼吸增快、出冷汗、四肢末梢发凉、皮肤发花、血压升高	重症病例危重型，及时识别并正确治疗，是降低病死率的关键
第 4 期 （心肺功能衰退期）	可迅速进入该期。表现为心动过速（个别心动过缓）、呼吸急促、口唇发绀、咳粉红色泡沫痰、血压降低或休克。亦有病例以严重脑功能衰竭为主要表现，临床可见抽搐、严重意识障碍等	重症危重型，病死率较高
第 5 期 （恢复期）	体温逐渐恢复正常，神经系统受累和心肺功能逐渐恢复	大多数患儿预后良好，一般在 1 周内痊愈，无后遗症；少数可遗留神经系统后遗症

（三）重症病例的早期识别

重症病例诊疗关键在于及时准确地识别第 2 期和第 3 期，阻止发展为第 4 期。年龄 <3 岁、病程 3 天以内和 EV-A71 感染为重症高危因素，下列指标提示

患儿可能发展为重症病例危重型。

1. **持续高热** 体温 >39℃，常规退热效果不佳。

2. **神经系统表现** 出现精神萎靡、头痛、眼球震颤或上翻、呕吐、易惊、肢体抖动、吸吮无力、站立或坐立不稳等。

3. **呼吸异常** 呼吸增快、减慢或节律不整，安静状态下呼吸频率 >30~40 次 /min。

4. **循环功能障碍** 心率增快（>160 次 /min）、出冷汗、四肢末梢发凉、皮肤发花、血压升高、毛细血管再充盈时间延长（>2 秒）。

5. **外周血白细胞计数升高** 外周血白细胞计数 $\geq 15 \times 10^9$/L，除外其他感染因素。

6. **血糖升高** 出现应激性高血糖，血糖 >8.3mmol/L。

7. **血乳酸升高** 出现循环功能障碍时，通常血乳酸 $\geq$2.0mmol/L，其升高程度可作为判断预后的参考指标。

【门诊护理评估】

（一）ABCD 病情评估框架

1. A（气道） 观察患儿呼吸形态、听呼吸音；观察有无出现呼吸急促、咳粉红色泡沫痰或血性液体的症状。

2. B（呼吸） 观察患儿呼吸频率及节律，有无呼吸增快等体征。

3. C（循环） 观察患儿有无心率增快、出冷汗、四肢凉、指 / 趾端发绀；评估患儿血压、心动过速或过缓、毛细血管再充盈时间等症状。

4. D（意识） 观察患儿精神意识状态，是否出现精神差、嗜睡、易惊、烦躁，抽搐、严重意识障碍等症状。

（二）OPQRST 病情评估框架

1. O（时间 / 部位） 询问患儿家属疱疹及发热出现的时间、出现的部位。

2. P（缓解 / 加剧因素） 询问患儿的接触史，周围是否出现手足口病的患儿；询问患儿药物史，是否涂抹或服用药物，使用后症状是否缓解。

3. Q（症状性质） 观察患儿疱疹是否破溃、破溃程度。

4. R（伴随症状） 询问患儿是否伴有高热、咳嗽、流涕、食欲减退等症状；肺部是否闻及湿啰音或痰鸣音。

5. S（严重程度） 询问是否出现肢体抖动、颈项强直等神经症状；是否有呼吸节律的改变，皮肤是否出现花纹等体征。

6. T（持续时间） 询问患儿家属症状持续的时间，如疱疹、发热等症状。

【门诊护理措施】

（一）病情观察

密切观察病情，加强诊区内巡视，若出现 ABCD 病情评估框架中任一情况，立即就地抢救，遵医嘱给予氧疗，改善通气功能，保持呼吸道通畅，建立两条静脉通道，纠正水、电解质及酸碱平衡紊乱，维持血液循环，待患儿病情平稳后再评估

OPQRST。

（二）预防感染

严格执行消毒隔离制度,传染病诊断室及普通诊断室分隔开,保持诊断室内空气流通,定期开窗通风,做好每日诊疗完毕后终末消毒处理工作。医务人员在诊疗操作中应严格做好手卫生,每次接触患儿前后应洗手或使用免洗手消毒液进行手部擦拭消毒,严防交叉感染。

（三）居家护理

1. **维持正常体温**　密切监测患儿体温,体温低于38.5℃者无须特殊处理,鼓励患儿多饮水,可给予物理降温;体温超过38.5℃者,遵医嘱使用退热剂。对有高热惊厥史患儿加强监测,预防惊厥发作。

2. **病情观察**　密切观察病情,若患儿出现烦躁不安、嗜睡、肢体抖动、呼吸及心率增快等症状时,提示有神经系统受累或心肺功能衰竭的表现,应立即前往医院就诊。

3. **皮肤护理**　保持患儿衣被清洁,剪短患儿指甲以免抓破皮疹。手足部疱疹未破溃处涂炉甘石洗剂或5%碳酸氢钠溶液;疱疹已破溃者、有继发感染者,局部使用抗生素软膏。臀部有皮疹的患儿,保持臀部清洁干燥,及时清理患儿大小便。

4. **口腔护理**　保持患儿口腔清洁,每次进食前后用生理盐水漱口。有口腔溃疡的患儿可将维生素B_2粉剂直接涂于口腔糜烂部位或涂碘甘油,以消炎止痛,促进溃疡面愈合。

5. **饮食护理**　给予患儿营养丰富、易消化、流质或半流质饮食,如牛奶、粥类等。饮食定时定量,少吃零食,以减少对口腔黏膜的刺激。因口腔溃疡疼痛拒食、拒水造成脱水、酸中毒者,给予补液以纠正水、电解质紊乱。

6. **家庭消毒隔离**　患儿房间每日开窗通风2次,保持空气清新,温度适宜,每日用食醋进行空气蒸煮消毒。确诊手足口病的患儿应当居家隔离两周,不要到公共场所,直到退热、皮疹消退及水疱结痂。患儿用过的物品、玩具、餐具等应用含氯消毒剂浸泡消毒,不宜浸泡的物品,如被褥、衣服等可置于日光下暴晒6小时。

（四）健康教育

1. **一般预防措施**　保持良好的个人卫生习惯是预防手足口病的关键。勤洗手,不要让儿童喝生水,吃生冷食物。儿童玩具和常接触到的物品应当定期进行清洁消毒。避免儿童与患手足口病儿童密切接触。

2. **疫苗接种**　EV-A71型灭活疫苗可用于6月龄~5岁儿童预防EV-A71感染所致的手足口病,基础免疫程序为2剂次,间隔1个月,鼓励在12月龄前完成接种。

3. **加强医院感染控制**　积极做好医院感染预防和控制工作。加强预检分诊,设置感染门诊接诊手足口病疑似病例;接诊手足口病病例时,采取标准预防措施,严格执行手卫生,加强诊疗区域环境和物品的消毒,选择中效或高效消毒剂等进行消毒。

（陈任译　康冰瑶　谢 红）

第七节　热性惊厥

热性惊厥(febrile convulsion,FC)是指 3 月龄 ~5 岁儿童发热初期或体温快速上升期出现的惊厥,其排除了颅内感染和其他原因引起抽搐的原因。热性惊厥可分为单纯型和复杂型。热性惊厥多短暂且为自限性,发作超过 10 分钟应送往急诊科。

【临床表现】

FC 多发生于 6 月龄 ~3 岁的儿童,男孩稍多于女孩,绝大多数 5 岁后不再发作。患儿多有热性惊厥的家族史。多发生于上呼吸道感染的初期,当体温骤升至 38.5~40℃ (大多 39℃)时,突然发生惊厥。根据发作特点和预后分为以下两型(表 9-2)。

表 9-2　热性惊厥分类

分类	区别
单纯型热性惊厥（典型热性惊厥）	多呈全身强直 - 阵挛性发作,持续数秒至 10 分钟,可伴发作后短暂嗜睡;发作后,除原发病的表现外,一切如常,不留神经系统体征;在一次热性疾病中,大多发作一次;约 50% 患儿在以后的热性疾病中再次或多次发作
复杂型热性惊厥	一次惊厥发作持续 15 分钟以上;在 24 小时以内发作≥2 次;惊厥形式呈局限性或不对称性;惊厥反复发作 5 次以上

【门诊护理评估】

（一）ABCD 病情评估框架

1. A(气道)　观察患儿呼吸形态、听呼吸音,判断气道有无梗阻。

2. B(呼吸)　观察患儿有无出现呼吸困难、窒息等症状,数患儿呼吸频率,有无呼吸增快。

3. C(循环)　密切观察患儿唇周及皮肤有无发绀,监测脉搏、血压情况。

4. D(意识)　观察患儿精神意识状态,有无高热,精神差、萎靡;是否出现意识丧失、眼球固定的症状。

（二）OPQRST病情评估框架

1. O（时间/部位） 患儿发生惊厥开始的时间，惊厥发生是全身性还是局部肌群强直。

2. P（缓解/加剧因素） 询问家属患儿诱发惊厥的因素，如闪烁的灯光、睡眠不足、活动过度等。

3. Q（症状性质） 通过询问每次惊厥持续的时间，是否为反复发作以判断热性惊厥的类型为单纯型还是复杂型。

4. R（伴随症状） 是否有意识丧失、行为改变、瞳孔散大、面色发绀等。

5. S（严重程度） 是否伴有大小便失禁、脑水肿、脑损害等。

6. T（持续时间） 惊厥发作持续的时间。

【门诊护理措施】

（一）病情观察

密切巡视诊区，观察就诊区内发热患儿体温变化，预防患儿高热惊厥的发生，若出现ABCD病情评估框架中任一情况，立即就地抢救，保持患儿呼吸道通畅，待患儿病情平稳后再评估OPQRST。

（二）惊厥发作护理

1. **预防窒息** 患儿惊厥发作时，应立即就地抢救，平卧患儿，头偏向一侧，及时清理呼吸道分泌物，防止呕吐物误吸，防止舌后坠，保持气道通畅。观察患儿呼吸及缺氧情况，口唇发绀的缺氧患儿遵医嘱给予氧气吸入。保持患儿呼吸道通畅，非必要不搬动患儿。

2. **药物止惊** 热性惊厥急救时要快速、及时止惊。常用药物有：①苯二氮䓬类（目前临床首选止惊药物），如地西泮、咪达唑仑。②苯巴比妥钠。③10%水合氯醛。

3. **口服退热药** 可降低患儿体温，提高患儿舒适度，是最为安全有效的降温方法。布洛芬和对乙酰氨基酚两种药物作为儿童最为安全有效的退热剂。

4. **支持治疗** 惊厥时间>15分钟患儿给予甘露醇注射液快速静脉滴注降低颅内压。

（三）促进舒适

保持诊区内空气流通，室温保持在25℃左右；室内光线要柔和，避免强烈的直射光线，诊区内尽量保持适度的安静；避免患儿剧烈活动，睡觉时尽量采取侧卧位或使头偏向一侧，防止分泌物吸入肺中引起窒息；患儿发热出汗较多时应及时更换衣物和被单，保持皮肤清洁干燥。

（四）居家护理

1. **高热护理** 告知患儿家属，患儿高热时，应遵医嘱及时给予药物降温和物理降温，具体方法见表9-3：

表9-3　药物降温和物理降温的具体方法

降温方式	具体方法
药物降温	布洛芬混悬液（口服）：1个月~2岁：每次5~10mg/kg；3~12岁：每次10mg/kg（每次<400mg/d），24小时不超过4次 对乙酰氨基酚（口服）：适用于<3个月物理降温不理想患儿。1个月：每次2mg/kg，3个月以上：每次10~15mg/kg（每次<600mg），24小时不超过4次。以上两种退热药交替使用降温效果优于单独使用
物理降温	当体温达到39℃时，应对头部实施降温措施，当体温超过39.5℃时，应实施全身降温措施。物理降温可用湿毛巾敷额部，或将冰袋放在腋下、腹股沟等大血管流经处。冰敷时应及时观察体温的变化，体温降到38℃以下后应停止使用冰敷。也可用温水或25%~30%的乙醇擦浴，擦浴部位以手心、腋窝、腹股沟等血管丰富的部位为宜

2. **饮食护理**　给予患儿高热量、高蛋白、富含维生素的易消化饮食，可适当增加流质或半流质食物，如牛奶。患儿发热大量出汗后，应注意及时补充水分和电解质，应鼓励患儿多喝温水，适量饮用西瓜汁、苹果汁等清淡、平和的水果汁，同时避免进食生冷、刺激性食物。要注意每次进食不宜过饱，宜少食多餐。

（五）健康教育

1. 向家属解释惊厥的病因和诱因，指导家属掌握预防惊厥的措施。

2. 因热性惊厥患儿还可能再次发生惊厥，故应告诉家属及时控制体温是预防惊厥的关键，指导家属掌握在患儿发热时进行物理降温和药物降温的方法。

3. 演示惊厥发作时急救的方法（如按压人中、合谷穴），保持镇静，发作缓解时迅速将患儿送往医院。

4. 癫痫患儿应按时服药，不能随意停药。

5. 经常和患儿及家属交流，解除其焦虑和自卑心理，建立战胜疾病的信心。

6. 强调定期门诊随访的重要性，根据病情及时调整药物。

7. 对惊厥发作时间较长的患儿应指导家属在发作后用游戏的方式观察患儿有无神经系统后遗症，如耳聋、肢体活动障碍、智能低下等，如有应及时给予治疗和康复锻炼。

（陈任译　康冰瑶　谢红）

第八节　肾病综合征

肾病综合征（nephrotic syndrome）是由于肾小球滤过膜对血浆蛋白通透性增高、大量血浆蛋白自尿中丢失而导致一系列病理生理改变的一种临床综合征，以大量蛋白尿、低蛋白血症、高脂血症和水肿为其主要临床特点,可分为原发性、继发性和先天性肾病综合征 3 种类型,而原发性肾病综合征约占小儿时期肾病综合征总数的 90%。

肾病综合征在儿童肾脏疾病中发病率仅次于急性肾炎,男女比例为 3.7∶1。发病年龄多为学龄前儿童,3~5 岁为发病高峰期。

【临床表现】

依据临床表现可分为以下两型:

1. **单纯型肾病综合征**   主要临床表现:①大量蛋白尿:24 小时尿蛋白定量 ≥50mg/kg 或晨尿蛋白 / 肌酐(mg/mg)≥2.0,1 周内 3 次晨尿蛋白定性(+++)~(++++)。②低蛋白血症:血清白蛋白低于 25g/L。③高脂血症:血清胆固醇高于 5.7mmol/L。④不同程度的水肿。以上第①、②两项为诊断必备条件。

2. **肾炎型肾病综合征**   除以上表现外,尚具有以下四项之一或多项者:①2 周内分别 3 次离心尿镜检红细胞 ≥10 个 / 高倍镜视野(HP)并证实为肾小球源性血尿。②反复或持续高血压(≥3 次于不同时间点测量的收缩压和 / 或舒张压大于同性别、年龄和身高的儿童青少年血压的第 95 百分位数),并除外糖皮质激素等原因所致。③肾功能异常,并排除由于血容量不足等所致。④持续低补体血症。

【门诊护理评估】

(一)**ABCD 病情评估框架**

1. A(**气道**)   观察患儿呼吸形态、听呼吸音,判断气道有无梗阻。

2. B(**呼吸**)   观察患儿呼吸频率及节律,利用"看、数、听"三大判别办法及时发现患儿呼吸不畅的现象。

3. C(**循环**)   监测患儿血压,听患儿的心率,观察患儿有无水肿,询问患儿有无头晕症状,询问患儿 24 小时排尿次数及尿量、尿色。

4. D(**意识**)   观察患儿精神意识状态,有无精神萎靡、疲惫。

(二)**OPQRST 病情评估框架**

1. O(**时间 / 部位**)   患儿出现水肿开始的时间、出现的部位。

2. P(**缓解 / 加剧因素**)   询问目前药物治疗情况,用药的种类、剂量、疗效及副作用等。

3. Q(**症状性质**)   询问除肾病综合征表现外,是否有高血压、肾功能不全等任一症状,以判断为单纯型肾病还是肾炎型肾病。

4. R(**伴随症状**)   有无精神萎靡、疲惫、食欲缺乏、呕吐等症状。

5. S(**严重程度**)   是否伴有少尿、腰痛、血尿等症状。

6. T(**持续时间**)   询问患儿水肿持续的时间。

【门诊护理措施】

(一)**病情观察**

密切观察病情,加强诊区内巡视,若出现 ABCD 病情评估框架中任一情况,立即就地抢救,遵医嘱给予氧疗,改善通气功能,保持呼吸道通畅,建立两条静脉通道,纠正水、电解质及酸碱平衡紊乱,维持血液循环,待患儿病情平稳后再评估OPQRST。

(二)居家护理

1. **适当休息**　一般患儿不需要严格限制活动,除了高度水肿、高血压的患者卧床休息外,鼓励患儿适当活动,但应避免做剧烈运动,以免患儿疲劳,加重病情。

2. **营养管理**　一般患儿不需要特别限制饮食,但因消化道黏膜水肿使消化能力减弱,应注意减轻消化道负担,给易消化的饮食,如优质蛋白(乳类、蛋、鱼、家禽等)、少量脂肪、足量碳水化合物及高维生素饮食;激素治疗过程中食欲增加者应适当控制食量。

(1)热量:总热量依年龄不同而不同。其中糖类占 40%~60%,一般为多糖和纤维,可增加富含可溶性纤维的饮食如燕麦、豆类等。

(2)脂肪:为减轻高脂血症应少食动物脂肪,以植物性脂肪为宜,脂肪一般为 2~4g/(kg·d),植物油占 50%。

(3)蛋白质:控制蛋白质和钠盐的摄入量是肾病营养治疗的关键。患儿蛋白供给 1.5~2g/(kg·d)为宜,三餐中蛋白质的分配应重点放在晚餐。尿蛋白消失后长期用糖皮质激素治疗期间应多补充蛋白,因糖皮质激素可使机体蛋白分解代谢增强,出现负氮平衡。

(4)水和盐:一般不必限制水,但水肿时应限制钠的摄入,一般为 1~2g/d,严重水肿时则应 <1g/d,待水肿明显好转应增加食盐摄入量。

(5)维生素 D 和钙:足量激素治疗时每日给予维生素 D 400U 及钙 800~1 200mg。

3. **预防感染**

(1)患儿由于免疫力低下易继发感染,而感染常使病情加重或复发,严重感染甚至可能危及患儿生命。应向患儿及家属解释预防感染的重要性,尽量避免到人多的公共场所。

(2)做好保护性隔离,肾病患儿与感染性疾病患儿分诊断室就诊,诊断室每日进行消毒。

(3)加强皮肤护理。由于高度水肿皮肤张力增加,皮下血液循环不良,加之营养不良及使用激素等,皮肤容易受损及继发感染,应注意保持皮肤清洁、干燥,经常翻身,及时更换内衣;水肿严重时,臀部和四肢受压部位垫棉圈或用气垫床;水肿的阴囊可用棉垫或吊带托起,皮肤破损者可用碘伏消毒,预防感染。

(4)做好会阴部清洁,每日用 3% 硼酸坐浴 1~2 次,以预防尿路感染。

(5)严重水肿者应尽量避免肌内注射,以防药液外渗,导致局部潮湿、糜烂或感染。

（6）注意监测体温、血常规等，及时发现感染灶，发现感染给予抗生素治疗。

4. 观察药物疗效与副作用

（1）激素治疗期间注意每日尿量、尿蛋白变化及血浆蛋白恢复等情况，注意观察激素的副作用，如库欣综合征、高血压、消化道溃疡、骨质疏松等。糖皮质激素还易引起恶心、呕吐，应指导家属及患儿在两餐间用药，可以减轻不良反应。遵医嘱及时补充维生素 D 及钙，以免发生手足抽搐症。

（2）应用利尿剂时应注意观察尿量，定期查血钾、血钠，尿量过多时应及时与医师联系，因大量利尿可加重血容量不足，有出现低血容量性休克或静脉血栓形成的危险。

（3）使用免疫抑制剂（如环磷酰胺）治疗时，注意白细胞数下降、脱发、胃肠道反应及出血性膀胱炎等不良反应。用药期间要多饮水和定期查血象。

（4）抗凝和溶栓疗法能改善肾病的临床症状，改变患儿对激素的效应，从而达到理想的治疗效果。在使用肝素过程中注意监测凝血时间及凝血酶原时间。

（三）健康教育

1. 关心爱护患儿，指导家属多给患儿心理支持，使其保持良好情绪；在恢复期可组织一些轻松的娱乐活动，适当安排一定的学习，以增强患儿信心；活动时注意安全，避免奔跑、打闹，以防摔伤、骨折等。

2. 讲解激素治疗对本病的重要性，引导患儿及家属配合并坚持按计划用药。

3. 让患儿及家属了解感染是本病最常见的并发症及复发的诱因，采取有效措施预防感染至关重要。

（陈任译　康冰瑶　谢　红）

第九节　性早熟

性早熟（sexual puberty）是指女孩 8 岁（或 <10 岁月经来潮），男孩 9 岁以前呈现第二性征。近年来研究显示儿童青春期发育时间有提前趋势，我国新版的《中枢性性早熟诊断与治疗专家共识（2022）》中把女孩的性早熟的定义界限年龄修订为 7.5 岁，男孩仍在 9 岁。性早熟也是儿科内分泌门诊最常见的疾病之一。

青春期是从儿童过渡至成人的重要阶段，包含三大事件：性发育、身高增长及体成分和心理行为的改变。正常的青春期经历了从下丘脑 - 垂体 - 性腺轴（hypothalamic pituitary gonadal axis，HPGA）的发动、性腺发育、第二性征和内外生殖器的发育以及生殖系统功能逐渐成熟，具备生育能力，同时也伴随体格线性生长加速、身体成分和形体的改变以及心理行为的变化，最终发育成具备成年体格、生育能力和具有健康心理行为的成年个体。青春期的启动机制目前尚未能完全明确,青春期的始动年龄也与人群、种族等有关。当性发育发生早于界线年龄(基于正常人群的流行病学调查资料而设定),则属于性早熟(precocious puberty)。性早熟的发病机制、分类、临床表现复杂,既可以是正常青春发育的变异(无须过度检查和干预),也可以是存在肿瘤等基础疾病,或因提早出现的性激素水平及性征发育症状而带来心理行为方面、影响远期成年身高等问题。

【临床表现】

性早熟按发病机制(HPGA 功能是否提前启动)分为中枢性性早熟(central precociouspuberty, CPP)和外周性性早熟(peripheral precociouspuberty, PPP)。

1. **性早熟**　表现当女孩在 8 岁前、男孩在 9 岁前出现第二性征(乳房、阴毛出现,睾丸和阴茎增大),则可以判定为性早熟。是否进入下一步检查和诊断,需要结合病史、体格检查、骨龄情况等综合判断。男孩性早熟者多数存在基础疾病等继发因素,故需要进一步仔细检查。对于女孩,当乳房发育年龄接近界线年龄(如 6 至 7 岁以上者),尤其是发育进程并非呈持续性(单纯性乳房发育者,乳房可在发育后的 3~6 个月后消退,之后乳房发育可能会反复出现,但均可自行消退)或呈现缓慢进展(如乳房一直停留在 B_2~B_3,无阴毛生长、阴道分泌物、身高突增、骨龄快速进展等),则可密切、仔细随访(每 3~6 个月复查),要避免过度检查和治疗。

2. **性早熟类型**　当已经确定是性早熟且根据临床表现确定需要进一步检查后,进一步行基础促性腺激素释放激素(gonadotropin-releasing hormone, GnRH/gona-dotrophin-releasing hormone analogue, GnRHa)激发试验了解 HPGA 活性。并做性腺发育评估(盆腔 B 超、睾丸容积测定)以判断性早熟类型。

中枢性性早熟诊断标准:①第二性征提前出现。②性腺增大。③血清基础及激发后黄体生成素(luteinising hormone, LH)达青春期水平。④多有骨龄提前,骨龄超过实际年龄≥1 岁。⑤多有线性生长加速,年生长速率高于同龄正常儿童。其中前 3 点是诊断必备。在诊断中枢性性早熟后还需要观察青春发育进程,结合临床综合判断,鉴别是快进展型还是慢进展型,以避免过度干预。

外周性性早熟的诊断标准:①第二性征提前出现。②性腺大小未达中枢性性早熟标准,单侧或双侧性腺可发现占位病变、囊肿(可复发性)。需要注意的是多骨纤维发育不良女孩的卵巢可增大、患分泌人绒毛膜促性腺激素(human chorionic gonadotophin, hCG)肿瘤的男孩睾丸可 >4 ml,易被误诊为中枢性性早熟,但基础黄体生成素(LH)、GnRH/GnRHa 激发试验结果可助鉴别。③血清基础卵泡刺激素(follicle-stimulating hormone, FSH)/黄体生成素(LH)呈被抑制状态(低于正常,甚至低于检测下限),GnRH/GnRHa 激发试验无反应。④多有身高生长加速。但多因骨龄超前显著,预测成年身高/成年身高受损严重。⑤基础疾病的临床表现,如肿瘤占位、肾上腺皮质功能低下等。

【门诊护理评估】

1. O(时间/部位)　询问患儿及患儿家属性征开始出现的时间,例如乳房增大、阴毛出现、月经来潮、阴茎增大等。

2. P(缓解/加剧因素)　询问青春发育的规律是否呈进行性和顺序性,是否有性早熟的家族史。

3. Q(症状性质)　询问青春发育进程是否特别快速、有无身高生长加速。

4. R(伴随症状)　评估患儿是否有中枢神经系统症状、外伤或手术、头部放疗史、以往生长和智力状况等。

5. S(严重程度)　检查患儿性征发育成熟度以及除性征发育成熟状态外是否有其他并发症。

6. T(持续时间)　询问患儿性征出现持续的时间。

【门诊护理措施】

(一)性早熟预防

体重与青春发育有关,肥胖与性早熟患病率呈正相关,女童的青春发育启动年龄、初潮年龄均与 BMI 有关。高热量食物,例如炸鸡、炸薯片等,会促进儿童肥胖与超重。家长应限制孩子食用过多高热量的食物和性激素水平较高的食物,比如鸡胚、蚕蛹、豆浆等。性激素食物也是诱发性早熟的常见原因之一,避免盲目地给予孩子补品,花粉制剂的营养品、人参、蜂王浆等不宜儿童服用。儿童应多吃蔬菜水果,植物类激素不易被人体吸收,不能随便给孩子食用增加食欲和益智健脑的保健品。随着社会的进步,互联网技术的发展,儿童过多地观看视频或不宜儿童年龄段观看的情爱画面也会造成儿童心理早熟,家长应监管孩子观看视频时间和视频内容。

(二)早发现、早诊断、早治疗

家长应多关注孩子生长发育的状况,同性家长应与孩子一起沐浴,发现孩子第二性征发育情况,有利于随时观察孩子发育情况,同时促进亲子交流。如若发现有第二性征提前发育,应及时带孩子去专科医院或专科门诊就诊,性早熟是儿童青春期的专科疾病之一。性早熟的发生有可能是体内出现肿瘤等器质性疾病,一定要及时就诊,告知患儿家长早发现、早诊断、早治疗是性早熟最佳治疗方式。

(三)心理教育

性征过早出现和生殖器官发育会导致儿童发生心理障碍,也会给儿童生活带来诸多不便,严重者可影响儿童的读书学习,也会给家长带来一定的烦恼。因此,家长应对男孩的性发育给予正确的认知,对女孩进行合理的月经知识和月经期间生理卫生的健康教育,告知儿童是正常生理发育现象,不要让儿童感到自卑。

知识拓展

促性腺激素释放激素
（gonadotropin-releasing hormone，GnRH）刺激试验

特发性性早熟儿童卵泡刺激素（FSH）和黄体生成素（LH）基础值可能正常，需借助于 GnRH 刺激试验，亦称黄体生成素释放激素刺激试验。一般采用静脉注射 GnRH，按 $2.5\mu g/kg$（最大剂量 $100\mu g$），于注射前（基础值）和注射后 30 分钟、60 分钟、90 分钟及 120 分钟分别采血测定血清 FSH 和 LH。当 LH 峰值 >12U/L（女）或 >25U/L（男）（放免方法）；LH 峰值 >5U/L（免疫化学发光法）或 LH/FSH 峰值 >0.6，可认为其性腺轴功能已经启动。

（谢　红　康冰瑶　罗　丹）

第十节　注意缺陷多动障碍

注意缺陷多动障碍（attention deficit hyperactivity disorder，ADHD）又称多动症，是一种常见的慢性神经发育障碍，起病于童年期，影响可延续至成年，其主要特征是与发育水平不相称的注意力缺陷和 / 或多动、冲动。多动症不仅损害学习功能，还存在其他方面，涉及生命全周期的损害。

【临床表现】

（一）不同年龄阶段注意缺陷多动障碍的行为标志

注意缺陷多动障碍的核心症状是注意缺陷、多动和冲动。当儿童出现与其发育水平不相适应的注意缺陷、活动过度，同时伴有学习或社交等单一或多项功能损害，则考虑存在注意缺陷多动障碍可能。了解不同年龄阶段注意缺陷多动障碍症状的差异性，有助于早期识别注意缺陷多动障碍患儿，详见表 9-4。

（二）对有高危因素的儿童进行监测和早期识别

注意缺陷多动障碍从年龄及病程上做到早发现、早诊断。重点监测人群包括以下三种：

1. **具有遗传易感性的高危儿**　患有注意缺陷多动障碍的兄弟姐妹、父母或其他亲属。

2. **具有环境易感性的高危儿**　①母亲孕期和围生期直接和间接吸烟、饮酒、感染、中毒、营养不良、服药、产前应激、胎儿宫内窘迫、出生时脑损伤、出生窒息、低出生体重等。②铅暴露、双酚 A 等环境暴露。③长期摄入富含加工肉类、比萨、零食、动物脂肪、氢化脂肪和盐等的西式饮食。

表9-4　不同年龄阶段注意缺陷多动障碍的症状线索

年龄阶段	注意力不集中症状	多动症状	冲动症状
学龄前期	容易转移注意力,似听非听	过分喧闹和捣乱,无法接受幼儿园教育	明显的攻击行为,不好管理
学龄期	不能完成指定任务,容易转移注意力,不能集中精神	烦躁、坐立不安,走来走去,过多的语言	自制力差,难以等待按顺序做事情,言语轻率
青少年期	不能完成作业,容易转移注意力	主观有不安宁的感觉	自制力差,经常参与危险性活动

3. 父母关系不良、父母情绪不稳及教育方式不当(如消极、挑剔和严厉)、家庭经济困难、童年与父母分离、受虐待、学校教育方式不当等。

【门诊护理评估】

1. O(时间/部位)　询问患儿及患儿家属多动症症状开始的时间,例如学习成绩、社交和语言技能、性格、睡眠习惯等。

2. P(缓解/加剧因素)　询问是否早产、产前暴露于与行为和学习问题有关的物质,例如烟草和可待因,或抽搐的家族史。

3. Q(症状性质)　询问除注意缺陷外是否有多动和冲动等症状。

4. R(伴随症状)　评估患儿是否有抑郁症、焦虑症以及双相情感障碍、创伤后应激等。

5. S(严重程度)　检查患儿是否出现睡眠问题与睡眠障碍、特定学习障碍、遗尿症及破坏性行为障碍等并发症。

6. T(持续时间)　询问患儿症状持续的时间。

【门诊护理措施】

(一)知识教育

注意缺陷多动障碍的治疗目标是缓解核心症状,最大限度改善功能损害,提高生活、学习和社交能力。4~6岁的注意缺陷多动障碍患儿首选非药物治疗。若4岁以下儿童存在注意缺陷多动障碍症状且并无实质性损害,建议其父母接受父母行为管理培训(parent training in behavior management, PTBM)。PTBM核心是帮助家长理解注意缺陷多动障碍的病因、症状等知识,矫正错误的观念,并传授注意缺陷多动障碍患儿管理技巧等。

6岁以后采用药物治疗和非药物治疗相结合的综合治疗,以较低用药剂量达到最佳疗效,缓解患儿症状,具体治疗方案需专业医生评估指导。需构建有效的慢性管理体系,由专业医生、家长及教师组成联合治疗团队共同商讨治疗和随访方案,持续监测药效和不良反应。

（二）心理指导

1. 家长自己一定要先放松心态,接受事实,并时刻记住自己是孩子的依靠,是要带着孩子走出生病的困境,是要解决问题的。大多数确诊注意缺陷多动障碍患儿的家长,在态度情绪上并不乐观,甚至会迁怒孩子,让儿童身心受创加重。

2. 与孩子一起积极配合医生的治疗,现在注意缺陷多动障碍的治疗通常做的是全方位的家庭管理干预,整个家庭中家长和孩子一起进行改变,在此基础上再辅以其他的物理治疗或者专业训练。然后,耐心对待孩子,多跟孩子沟通,给予孩子充分尊重。知道自己生病,孩子也会难过,这时候要多夸奖孩子,鼓励孩子,给孩子自信,引导孩子积极热情乐观面对生活,少斥责多宽容,避免孩子自暴自弃。患有注意缺陷多动障碍的儿童不听话,不是他们不愿意表现好,而是他们无法控制。

3. 关注孩子家庭外的生活,尤其是关注学校生活,患有注意缺陷多动障碍的儿童在学校里可能会因为好动、成绩差被老师批评,甚至跟同学有矛盾。作为家长,要特别留意这方面的情况,同时积极帮助孩子调整心态,解决问题,不要让孩子变得自卑懦弱。

（三）药物指导

告知患儿家属,注意缺陷多动障碍患儿在服药期间,除观察疗效外,还需观察药物不良反应,定期检查生长发育指标、心率及血压等。症状和功能完全缓解超过 1 年,方可在医生慎重评估各方面表现后尝试减量或停药,并且在停药期间需要定期检查病情变化。

知识拓展

注意缺陷多动障碍的诊断及鉴别诊断

12 岁以前出现核心症状且伴单一或多个功能损害（如学业、社会功能等）的 4~18 岁儿童应尽早启动筛查和评估,在全面临床访谈和心理社会评估基础上进行诊断。特别是 6 岁以下儿童诊断注意缺陷多动障碍应谨慎,筛查阳性者,请平时管理孩子学习生活比较多的家长对孩子多监测和观察、随访,暂不轻易诊断。

（谢红　康冰瑶　罗丹）

第十章　妇科门诊常见疾病评估及护理

妇科门诊疾病以慢性病为主,其中妇科炎症发病率较高,容易反复发作影响身心健康。近年来 HPV 感染呈年轻化趋势,子宫肌瘤等疾病发病率也持续升高,如不及时有效治疗,有引发恶性病变的风险。若发生卵巢癌、宫颈癌等生殖系统恶性病变,将会给患者及家庭乃至社会带来沉重负担。病史采集和体格检查是诊断妇科疾病的重要依据,因此根据妇科门诊常见疾病的特点,选择合适的疾病评估方法和护理措施尤为重要。"OPQRST"病情评估框架可评估与病情相关的症状和体征,准确、全面地了解患者的疾病特征,以便为患者采取个体化的诊疗方案,从而提高治疗效果。

妇科门诊的护理措施主要以健康教育为主。在患者就诊过程中,根据疾病特点进行生活指导、用药指导、随访指导等;同时定期开展院内知识讲座、通过网络平台推送学习等健康宣教活动,鼓励患者全程参与疾病管理,以促进其身心健康。

第一节　外阴炎

外阴炎(vulvitis)是妇科常见病之一,由于外阴与尿道、阴道、肛门相邻,局部易受到尿液、经血、阴道分泌物、粪便等因素的影响而诱发炎症。好发部位以大、小阴唇最为多见。主要诱因包括经期长期使用卫生巾、久坐(办公室上班族、坐车、打牌等)、药物使用不规范等。

【临床表现】

外阴皮肤黏膜发生红肿、疼痛、瘙痒、灼热感等,于性交、排尿及排便时加重。外阴炎包括特异性外阴炎和非特异性外阴炎,特异性外阴炎主要是由真菌、滴虫感染所致;非特异性外阴炎主要由物理、化学等非病原体因素所致。

【门诊护理评估】

1. O(时间/部位)　询问患者出现外阴皮肤瘙痒、疼痛感、烧灼感发生的时间,观察患者外阴皮肤变化的部位和范围。

2. P(缓解/加剧因素)　询问患者年龄、月经史、是否妊娠、药物服用情况、有无诱发物接触,在何种情况下症状缓解或加重等。

3. Q(症状性质)　询问患者疼痛性质,查看外阴皮肤黏膜的异常表现,查看外阴是否有分泌物等,必要时查看白带化验报告。

4. R(伴随症状)　观察患者的反应、精神状态等情况,询问有无感染灶,是否出现发热等其他伴随症状。

5. S(严重程度)　评估患者疼痛评分、焦虑抑郁评分、外阴皮肤红肿、瘙痒的严重程度等。

6. T(持续时间)　询问患者外阴瘙痒、疼痛以及烧灼感持续的时间。

【门诊护理措施】

（一）生活指导

外阴皮肤黏膜薄,发热、潮湿、摩擦或轻微损伤等刺激极易引发感染而致外阴炎,因此需嘱患者保持外阴清洁,改变不良的卫生习惯,如便后从前往后擦拭肛门、避免穿紧身化纤内裤、注意卫生用品的清洁干燥;局部严禁搔抓,勿用刺激性物品如肥皂擦洗;去除不良习惯,避免久坐,尽量少用卫生护垫;勿饮酒,少食辛辣刺激食物;适量体育运动,增强机体抵抗力。

（二）卫生指导

了解患者卫生习惯,正确指导其注意个人卫生。每日清洗外阴,勤换内裤,毛巾专人专用,毛巾及内裤等贴身用品建议高温消毒,同时提醒其伴侣注意个人卫生。有外阴皮肤黏膜瘙痒、疼痛、烧灼感,并在活动、性交、排大小便时加重或局部充血、肿胀、糜烂者,可用1∶5 000高锰酸钾溶液坐浴,每日2次,每次15~30分钟,坐浴后涂抗生素软膏或中成药药膏。配制的溶液浓度不宜过浓,避免灼伤皮肤;坐浴时会阴部浸没于溶液中,月经期停止坐浴。外阴溃破者需预防感染,使用柔软无菌会阴垫,减少摩擦和避免交叉感染,并根据医生指导合理用药。

知识拓展

非特异性外阴炎的中医药治疗现状

从中医学角度看,非特异性外阴炎属"前阴病"范畴。大部分病症是因湿热下注而造成,而慢性炎症则大多数被划归到虚证范围之内,主要是肝肾阴虚,精血亏空损耗。有文献表明,使用野菊花、败酱草、黄柏、苦参、连翘、金银花等药物配伍,通过清热利湿、泄毒消肿的中医药手段治疗非特异性外阴炎能更好地抑制疾病的痛、痒等症状,促进皮损恢复,具有较好的疗效。

（樊燕　蒋碧　侯蝶）

第二节　阴道炎

阴道炎（vaginitis）是由自身免疫低下、不良个人习惯等多种原因引起，由细菌、真菌、淋菌、滴虫、支原体、衣原体等病原体入侵感染所致。阴道炎具有病因复杂、反复发作等特点，久治不愈易导致患者情绪烦躁。阴道炎反复刺激还可诱发盆腔炎、子宫内膜炎等疾病，严重时可导致不孕，最终影响患者生育力。

【临床表现】

主要以外阴瘙痒、白带异常为主，偶尔还会发生性交痛；瘙痒严重者表现为痛苦异常、坐卧不宁；伴尿道感染时，可有尿频、尿急、尿痛，甚至血尿等。

【门诊护理评估】

1. O（时间/部位）　询问患者开始出现阴道分泌物增多、外阴皮肤瘙痒、疼痛感等症状的时间，观察患者皮肤及黏膜充血、皲裂、溃烂的具体部位。

2. P（缓解/加剧因素）　询问患者年龄、月经史、是否妊娠、药物服用情况，在何种情况下症状缓解或者加重。

3. Q（症状性质）　询问患者瘙痒、疼痛的性质，阴道分泌物的性状、是否有异味以及是否出现其他症状。

4. R（伴随症状）　观察患者是否伴有尿频、尿急、尿痛等症状，询问有无伴随乏力、发热等全身症状。

5. S（严重程度）　评估患者疼痛评分、焦虑抑郁评分、外阴及阴道口皮肤黏膜状态以及颜色变化等。

6. T（持续时间）　询问患者阴道分泌物增多，外阴及阴道口瘙痒、疼痛等持续的时间。

【门诊护理措施】

（一）生活指导

指导患者注意个人卫生，每日清洗及更换内裤，换洗内裤不能与其他衣物混洗，防止交叉感染。避免穿紧身裤及化纤内裤，建议患者选择棉质内裤，棉质面料透气性较好，可减少细菌繁殖及保持会阴部干燥。同房前清洗双方外生殖器，避免不良卫生习惯。急性炎症期指导患者禁同房、注意休息，避免劳累。若为滴虫、淋菌、支原体等感染所致阴道炎，均属性传播疾病，应男女同治，治疗期间禁同房，内裤、床单、双方用物等均应彻底消毒。另外，应指导患者加强体育锻炼，提高自身免疫力，从而抵御病原体的侵袭。

（二）饮食指导

饮食宜清淡营养，合理搭配，勿进食辛辣刺激、甜腻食物。大量食用甜腻食品,体内可能蓄积大量糖原,导致阴道酸性环境改变从而引起阴道炎。

(三)用药指导

阴道炎可局部用药和/或全身用药,以局部用药为主。首先向患者说明用药目的与方法,嘱患者遵医嘱疗程用药。指导患者正确用药,如阴道内用药应按操作说明将药物尽量置入阴道深部,以达治疗效果。月经期应停药,用药期间禁同房,切忌自行使用冲洗液冲洗阴道等,防止阴道黏膜灼伤或致菌群紊乱。用药期间应观察有无药物不良反应,用药后嘱患者定期复诊,必要时电话回访了解患者恢复情况,并给予相应健康指导。

知识拓展

混合性阴道炎的诊断与治疗

混合性阴道炎(mixed vaginitis)是由两种或两种以上的致病菌所致的阴道炎症,常伴随着复杂阴道微生态环境的存在,故较单一阴道炎症诊治困难。混合性阴道炎诊断要点:①同时存在至少两种病原体或同时满足两种或以上阴道炎症的诊断标准;②同时存在两种或以上阴道炎相应的症状和体征,需要同时药物治疗。

混合性阴道炎的治疗原则为针对不同病原体,选择规范的抗菌药物,尽量减少不必要的抗菌药物使用,以减少药物毒副作用、防止耐药率的升高。原则上参照每种单纯性阴道炎的治疗及随访,根据不同病原体的组合而选用不同抗菌药物的联合应用。

(朱玲莉 郑伟 侯蝶)

第三节 慢性宫颈炎

慢性宫颈炎(chronic cervicitis)是指子宫颈间质内查见大量淋巴细胞、浆细胞等慢性炎症细胞浸润,可同时伴有宫颈腺上皮及间质的增生和鳞状上皮化生。其多发于育龄期妇女,尤其是在阴道手术后或人流手术后导致宫颈损伤,病原体在宫颈黏膜内感染而引起慢性子宫颈炎。慢性宫颈炎和 HPV 病毒感染可互相影响。慢性宫颈炎可能增加宫颈 HPV 病毒感染的风险,并可能影响宫颈 HPV 感染的持续时间和临床进展。宫颈 HPV 病毒感染也可引起局部免疫功能失调,导致慢性宫颈炎的发生或加重。此外,免疫力低下、阴道内环境失衡也与慢性宫颈炎的发生有关。慢性宫颈炎迁延不愈,对患者健康和日常生活易产生不良影响。

【临床表现】

大部分慢性宫颈炎无明显症状,少数患者可有同房后出血,月经间期出血,阴道分泌物增多呈淡黄色或脓性,偶有分泌物刺激引起外阴瘙痒不适等表现。部分女性在妇科体检时发现子宫颈呈糜烂样改变,或有黄色分泌物覆盖宫颈口或从宫颈口流出,慢性宫颈炎也可表现为子宫颈息肉或宫颈肥大。

【门诊护理评估】

1. O(时间/部位)　询问患者出现阴道分泌物增多、同房后出血的具体时间,观察患者宫颈出血、宫颈息肉的具体部位。

2. P(缓解/加剧因素)　询问患者年龄、月经史、有无妊娠、药物服用情况、有无诱发物接触等。

3. Q(症状性质)　询问患者阴道分泌物的性状,查看患者宫颈细胞学筛查及 HPV 分型结果、宫颈病理活检结果等。

4. R(伴随症状)　询问患者是否伴随尿痛、腹痛、精神状态异常等情况。

5. S(严重程度)　评估患者疼痛评分、焦虑抑郁评分、宫颈糜烂样改变面积等。

6. T(持续时间)　询问患者阴道分泌物增多,同房后出血、宫颈糜烂样改变持续的时间。

【门诊护理措施】

(一)疾病指导

1. 向患者介绍慢性子宫颈炎疾病诊断、治疗方法等。可通过图片展示结合视频讲解等形式来直观呈现慢性子宫颈炎的相关知识,对患者实施个体化健康指导,提高其治疗依从性。

2. 针对慢性子宫颈炎患者的不良情绪,告知患者不良心理状态对疾病的影响,倾听患者主诉,根据其心理情况给予及时疏导。

3. 针对 HPV 病毒感染患者,向患者讲解 HPV 相关知识,建议患者保持良好的个人卫生习惯,调整生活方式,合理营养饮食与运动,同房全程使用避孕套。医务人员还应引导 HPV 感染患者保持良好的情绪和乐观心态,增强抵抗力和疾病恢复的信心。

(二)用药指导

告知患者局部用药重要性,告知各种药物使用方法和注意事项。

(三)治疗后及随访指导

激光、子宫颈环形电切除术治疗后注意观察阴道流血、流液时间,创面愈合状况,指导患者合理用药和定期随访。

知识拓展

阴道微生态与宫颈炎间的关系

　　正常女性下生殖道存在多种微生物,其中乳酸杆菌的数量占所有微生物的 95% 以上,是健康育龄女性生殖道菌群中的优势菌种,乳酸杆菌可通过多种方式抑制致病菌生长,维持阴道内微生态环境的稳定。由于宫颈直接暴露于阴道和宫颈微生态环境中,许多学者认为乳酸杆菌的减少可能为多种病原体的定植与感染提供了有利环境,正常阴道 pH 为 3.8~4.5,而乳酸杆菌的减少可使生殖道 pH 平衡被破坏,导致 pH 值升高和微生态环境失衡,促进了宫颈炎的发生。宫颈炎患者的生殖道菌群中多见加德纳菌、支原体、假丝酵母菌和普雷沃菌属细菌等微生物,而乳杆菌数量明显减少或检出率降低。因此,以乳酸杆菌减少为主要特征的阴道、宫颈微生态变化可能与宫颈炎的发生密切相关。

（但洪颖　朱玲莉　张玉莹）

第四节　慢性盆腔炎

　　慢性盆腔炎(chronic pelvic inflammatory disease)是指发生部位在女性内生殖器及其周围结缔组织和 / 或盆腔腹膜的慢性炎症。慢性盆腔炎主要发病于育龄阶段的妇女,该疾病由病原体感染引起,常为急性盆腔炎未彻底治疗,疾病迁延不愈导致,但亦可无急性盆腔炎病史过程。在对慢性盆腔炎患者进行治疗的同时,应加强对患者心理健康的关注,及时予以有效的干预措施,改善患者的心理状态,提高患者治疗依从性。

【临床表现】

　　慢性盆腔炎以下腹疼痛、白带增多及月经紊乱为主要临床表现,病情严重可影响生育功能,从而继发不孕。慢性盆腔炎病程迁延不愈,易导致患者出现担心、焦虑等不良情绪,严重影响患者的正常工作和生活,进而失去对疾病治疗的信心,影响患者身心健康。

【门诊护理评估】

　　1. O(时间 / 部位)　询问患者出现阴道分泌物增多的具体时间、腹痛的时间和具体部位。

　　2. P(缓解 / 加剧因素)　询问患者年龄、月经史,有无感染史,是否妊娠,药物服用情况,有无同房后腹痛加剧等因素。

3. Q(**症状性质**) 询问患者疼痛的性质,阴道分泌物的性状以及是否有异味,是否出现其他症状。

4. R(**伴随症状**) 观察患者是否伴随恶心、呕吐等消化系统症状,尿频、尿急、尿痛等泌尿系统感染症状,膀胱刺激症状,直肠刺激症状以及精神状态、发热、乏力等全身症状。

5. S(**严重程度**) 评估患者疼痛评分、焦虑抑郁评分、体温变化等。

6. T(**持续时间**) 询问患者腹痛、恶心呕吐、尿频、尿急、尿痛、乏力、高热等症状的持续时间。

【门诊护理措施】

（一）**疾病指导**

介绍慢性盆腔炎病因、主要症状表现、治疗措施等,帮助患者全面了解慢性盆腔炎。对患者开展多种形式的随访和沟通指导,有助于了解患者对疾病知识的知晓度,提高患者对此病的重视程度与治疗依从性。

（二）**心理指导**

医务人员应给予慢性盆腔炎患者更多的人文关怀,引导患者表达真实感受,定期与患者沟通交流治疗情况及进展,从而帮助患者正确认识该疾病,提高其心理承受能力和抗压能力,从而减轻恐惧和焦虑情绪。其次,鼓励患者间相互交流治疗心得,促使慢性盆腔炎患者互相支持和树立坚持治疗的信心。

（三）**特色护理干预**

通过中医特色护理干预,可帮助患者改善慢性盆腔炎临床症状,主要包括中药熏洗与中医艾灸。

1. **中药熏洗** 中药熏蒸可以利用中药的药性渗透到患处,起到祛病、消炎、促进血液循环的作用,从而缓解盆腔炎的症状,减轻不适感。药方组成:马樱丹、三角泡、蛇舌草、蒲公英与杠板归各 10g。浸泡 30 分钟后大火烧开,经过 30 分钟文火煎煮、去渣,指导患者对会阴部进行熏洗,待水温适宜后坐浴 40 分钟,每日 1 次,连续治疗 30 天。

2. **中医艾灸** 取患者关元以及子宫(双侧)、肾俞(双侧),取 1 根长约 5cm 优质艾条,将其点燃后置于艾灸盒中并盖紧。同时,在患者腹部、腰骶部放置毛巾避免艾灸过程中对患者皮肤造成损伤,并将艾灸盒放置于相应的治疗部位,治疗时间控制在 20 分钟,每日 1 次,连续治疗 30 天。指导患者坚持艾灸治疗,从而促进炎症的吸收和消退,最终减轻盆腔炎的症状。

知识拓展

盆腔炎与妇科恶性肿瘤相关性研究

　　盆腔炎性疾病（pelvic inflammatory disease，PID）是育龄期妇女常见的由下生殖道致病菌上行所致的上生殖道感染，可累及子宫内膜、输卵管、卵巢及盆腔腹膜。盆腔炎可引起一系列异常的上生殖道炎症反应，从而产生大量的促炎症介质，进而刺激细胞增殖、抑制细胞凋亡等，形成促进肿瘤进展的炎症性微环境。盆腔炎症可通过减弱子宫颈上皮的机械屏障及免疫应答增加子宫颈癌的发生风险，与代谢综合征协同作用增加子宫内膜癌的发生风险，诱导 TP53 基因突变及肿瘤相关免疫细胞形成等多种途径，进而增加卵巢上皮性癌的发生风险。

　　总之，PID 可激活炎症信号通路，产生大量的促炎症介质，导致抑癌基因突变、DNA 损伤等遗传学及表观遗传学特征的改变，最终产生致癌的炎性环境。但 PID 与妇科恶性肿瘤不同病理类型的关系及具体致癌机制仍有待于今后进一步研究和明确。

（朱玲莉　樊　燕　张玉莹）

第五节　子宫内膜异位症

　　子宫内膜异位症（endometriosis）简称内异症，指子宫内膜组织（间质和腺体）出现在子宫体以外的部位。绝大多数内膜异位位于盆腔脏器和壁腹膜，以宫骶韧带、卵巢最为常见，其次是子宫及阴道直肠隔、其他脏腹膜等部位，故有盆腔子宫内膜异位症之称。但异位内膜组织也可侵犯全身任何部位，如乳腺、胸膜、肺、脐、肾、输尿管、膀胱，甚至是大腿和手臂等处。子宫内膜异位症属于激素依赖性疾病，因此妊娠期或使用性激素抑制卵巢功能时，可暂时阻止疾病发展；或在人工绝经或自然绝经后，异位内膜病灶亦可逐渐萎缩。子宫内膜异位症在形态学上呈良性表现，临床行为学上有类似恶性肿瘤的特点，如远处转移、侵袭及种植等。

【临床表现】

　　1. **症状**　临床表现因病变部位的不同和因人不同而多种多样，症状特征与月经周期相关，其中有 25% 的患者无任何症状。

　　（1）痛经和下腹痛：子宫内膜异位症的主要症状是疼痛，其典型特征是继发性痛经、进行性加重。疼痛常于月经来潮时开始出现,持续至整个经期,疼痛部位较多位于下腹部、腰骶及盆腔中部,但有时也会放射至会阴部、肛门甚至是大腿。少数患者表现为持续性下腹痛,且经期加剧,但27%~40%的患者无痛经症状,所以痛经不是子宫内膜异位症诊断的必需症状。

(2)不孕:子宫内膜异位症患者的不孕率达40%。中重度患者可因输卵管、卵巢周围粘连而影响受精卵的运输。

(3)性交不适:性交时子宫收缩上提或碰撞而引起疼痛,常表现为深部性交痛,且月经来潮前的深部性交痛最为明显。多见于局部粘连使子宫后倾固定者或直肠子宫凹陷有异位病灶者。

(4)月经异常:15%~30%的患者有月经前点滴出血、经期延长、经量增多或月经淋漓不尽。

(5)其他特殊症状:如盆腔以外的任何部位有内膜种植生长时,局部均可出现周期性出血、周期性疼痛、肿块及相应症状。

2. 体征　经双合诊检查可扪及子宫后倾固定、宫骶韧带、子宫后壁下方或直肠子宫陷凹可扪及触痛性结节,一侧或双侧附件可触及囊实性包块,且活动度差。若病变累及直肠阴道间隙时看到或触及隆起的小结节或蓝紫色斑点,触痛明显。若卵巢异位囊肿较大时,妇科检查可扪及与子宫粘连的肿块,囊肿破裂时,腹膜刺激征阳性。

【门诊护理评估】

1. O(时间/部位)　询问患者发现痛经、月经异常、性交不适或不孕的时间,疼痛的部位和时间。

2. P(缓解/加剧因素)　询问患者疼痛时间是否与月经周期相关,是否会进行性加重。

3. Q(症状性质)　询问患者疼痛的性质(钝痛、胀痛、刺痛等),经量增多及经期延长情况,是否出现其他症状。

4. R(伴随症状)　评估其他部位是否有周期性疼痛,询问患者是否出现过腹泻、便秘、尿痛、尿频、腰痛或周期性少量便血等。

5. S(严重程度)　评估患者疼痛评分、痛经对生活的影响程度、焦虑抑郁评分,是否有囊肿破裂或恶变的风险。

6. T(持续时间)　询问患者痛经、月经异常,性交不适或不孕的持续时间。

【门诊护理措施】

(一)心理护理

多数的子宫内膜异位症患者因长期受到继发性进行性痛经、月经异常、性交不适或不孕的影响,容易产生情绪压抑、焦虑等负性情绪,对治疗缺乏信心。护士应详细向患者介绍该疾病的治疗方法、注意事项等相关知识,多介绍一些治愈案例,多与患者沟通交流,尽量减少不良情绪;告知家属多陪伴患者,让患者从家属处获得有效的社会支持,缓解心理压力,树立治疗信心,积极配合治疗。

（二）疾病预防指导

由于子宫内膜异位症病因多且不明确,以及组织学发生复杂,并且复发的可能性较高,不可能完全预防,但根据流行病学史结果和可能的病因可以从以下几点预防,以减少疾病的发生。

1. **防止经血逆流**　女性经期需注意休息,重视经期卫生,及早发现并治疗容易引起经血逆流的疾病,如继发性宫颈粘连、阴道狭窄、先天性生殖道畸形等。

2. **防止医源性异位内膜种植**　尽量避免多次的宫腔手术操作。宫颈或阴道手术不宜在月经前进行,防止经血中的内膜碎片种植于手术创面。

3. **药物避孕和妊娠**　口服避孕药可抑制排卵、促使子宫内膜的萎缩,可有效降低内异症的发病风险,对有高发内膜异位家族史以及容易带环妊娠者,可以选择。鼓励婚后因内膜异位引起痛经的女性及时生育,提倡母乳喂养。

（三）用药护理

由于子宫内膜异位症依赖于卵巢激素的分泌,极易复发,因此在术后需配合药物治疗,在用药前向患者说明用药的重要性,并介绍用药可能带来的副作用,让患者做好心理准备;向患者说明药物的名称、服用方法和时间、剂量及注意事项,饮食作息规律。要求患者定期复查,保持乐观心态,促进机体恢复。

（四）随访护理

1. **药物治疗**　告知患者药物治疗的随访时间及目的,定期接受随访指导,以便根据病情需要调整治疗方案。讲解个体化用药原则,用药应根据自身病情,遵医嘱进行,忌盲目复制他人用药。

2. **手术治疗**　出院后第1~2周,了解患者术后身体恢复情况和心理状况,对恢复过程中遇到的问题给予帮助和解答,根据其心理变化给予心理辅导,减轻不良情绪。术后第1个月,了解患者术后服药依从性,再次强调遵医嘱服药。术后第3个月,嘱患者来院复查,详细了解患者康复和服药情况,以便对患者进行下一步指导。

（杜帅辉　周丽华　罗莉）

第六节　多囊卵巢综合征

多囊卵巢综合征（polycystic ovary syndrome, PCOS）是一种最常见的妇科内分泌疾病之一,常见于育龄期妇女,群体患病率为6%~20%。临床上以雄激素过高的临床或生化表现、持续无排卵、呈卵巢多囊样改变为特征,常伴有胰岛素抵抗和肥胖。大约 70% 的 PCOS 患者未被诊断,超过 1/3 的 PCOS 患者诊断延迟。其病因尚未明确,目前认为可能是由于遗传基因与环境因素相互作用所致。

【临床表现】

1. **症状**

（1）月经失调:为最主要症状。多表现为月经稀发或闭经,也可表现为不规则子宫出血,以及月经周期、行经期或经量无规律性。

（2）不孕:生育期妇女因排卵障碍导致不孕。

（3）多毛、痤疮:是高雄激素血症最常见的表现。出现不同程度多毛,以性毛为主,阴毛浓密呈男性型倾向,延及肛周、腹股沟或腹中线,也有出现上唇和下颌细须或乳晕周围有长毛等。油脂性皮肤及面部、背部痤疮常见。

（4）肥胖:50% 以上患者肥胖（体重指数 BMI≥25）,且常呈腹部肥胖型（腰围/臀围≥0.80）。

（5）黑棘皮症:阴唇、颈背部、腋下、乳房下和腹股沟等处皮肤皱褶部位出现灰褐色色素沉着。

2. **体征** 基础体温测定表现为单相型基础体温曲线。阴道超声检查对有性生活的患者是首选;无性生活者,可选用腹部超声检查。超声检查提示卵巢多囊样改变,即一侧或双侧卵巢内≥12 个的卵泡,围绕卵巢边缘,称为"项链征"。

【门诊护理评估】

1. **O（时间/部位）** 询问患者月经稀发、闭经、痤疮、肥胖等出现时间,肥胖、多毛、痤疮出现的身体部位。

2. **P（缓解/加剧因素）** 询问患者年龄、月经史、有无备孕要求、药物服用情况、肥胖情况,口服药物之后月经、痤疮情况有无缓解。

3. **Q（症状性质）** 询问患者月经失调的具体情况、BMI、内分泌异常情况及是否出现其他症状。

4. **R（伴随症状）** 询问患者是否有肥胖伴随胰岛素抵抗、血糖升高症状;高雄激素引起多毛、脂溢性皮炎、脱发等症状;由 PCOS 引起不孕导致出现心理问题等。

5. **S（严重程度）** 评估患者月经失调稀发或闭经情况,多毛、痤疮、肥胖严重程度,不孕时间及心理影响程度。

6. **T（持续时间）** 询问患者长胖时间、月经失调持续时间,多毛、痤疮等临床表现持续时间,患者口服治疗药物持续时间。

【门诊护理措施】

（一）**疾病指导**

PCOS 的治疗应根据患者的治疗诉求和生育状况、症状及严重程度、病因等情况实行个体化治疗。对于临床症状或体征已得到缓解的患者,仍应关注远期风险,建议开展多学科合作,制订系统的长期管理规划。

（二）生活指导

调整生活方式包括合理运动、饮食控制和行为干预等多元化策略。对肥胖型多囊卵巢综合征患者，应控制饮食和增加运动，从而降低体重和缩小腰围。建议食用低升糖指数（glycemic index，GI）食物，多食不饱和脂肪酸，同时要摄入丰富的维生素、矿物质及膳食纤维，改变不良的饮食习惯。合理运动，增强肌肉力量的活动，适度减脂。

（三）用药指导

1. **调整月经周期**　PCOS 患者调整月经周期常采用口服短效复方避孕药、孕激素、雌孕激素周期序贯治疗。育龄期 PCOS 女性，若暂无生育需求，推荐首选短效复方口服避孕药治疗，但应注意不良反应，向患者讲解口服避孕药应按疗程、按时间定期服药。口服孕激素或雌孕激素周期序贯治疗应注意服药时间、不可随意停药及可能出现的症状。

2. **代谢治疗**　对于胰岛素抵抗、血糖异常的患者，可选用二甲双胍、阿卡波糖等药物治疗，给患者讲解口服代谢治疗可能会出现恶心、呕吐等胃肠道反应及当出现低血糖时应如何应对。

3. **雄激素用药**　可选用口服避孕药和螺内酯，向药物治疗者讲明药物名称、用药目的、剂量、方法、可能出现的副反应及应对措施。

（四）备孕指导

对于有生育要求的患者，指导进行调整生活方式、抗雄激素等治疗后，可引导患者进行孕前咨询、评估，嘱咐患者放松心情，必要时可促排卵助孕。

（五）心理护理

多囊卵巢综合征目前无法彻底治愈，用药也是长期过程且影响怀孕，多数患者可能存在焦虑情况。采用心理护理与健康教育可减轻患者焦虑、抑郁情绪，改善患者生活方式，保持良好心情。

（六）随访指导

随访应对患者进行长期生活方式干预、预防代谢失调、调整月经周期，定期复查相关并发症的检查指标。基于信息知识信念行为模式的护理干预能够有效改变患者生活方式，提高治疗依从性，可考虑 6 个月到 1 年评估 1 次，告知患者多囊卵巢综合征需长期治疗和随访，切忌随意停药，保持健康生活，将疾病治疗与预防并发症相融合。

（侯蝶　周丽华　罗莉）

第七节　子宫肌瘤

子宫肌瘤（uterine myoma）是女性生殖系统最常见的良性肿瘤，由平滑肌及结缔组织组成。子宫肌瘤好发于生育期，青春期前少见，绝经后萎缩或消退，提示其发生可能与女性雌激素相关。据统计，30岁以上妇女约20%患有子宫肌瘤，大多数肌瘤无症状或很少有症状，因此临床报道发病率远低于真实发病率。目前已知子宫肌瘤的危险因素包括年龄（30~50岁）、种族（黑色人种）以及遗传因素、生殖因素、激素水平、内分泌干扰物（增塑剂、二噁英等）。生活方式及饮食方面，咖啡因、牛奶和豆奶的摄入以及吸烟是子宫肌瘤的高危因素，而运动和蔬菜水果的摄入则是肌瘤的保护性因素。

【临床表现】

1. **症状**　具体症状表现与肌瘤部位、瘤体大小和有无变性相关。常见症状有：

（1）经量增多及经期延长：是子宫肌瘤最常见的症状。肌瘤使宫腔增大，子宫内膜面积增加并影响子宫收缩，此外，肌瘤可能使附近的静脉受挤压，导致子宫内膜静脉丛充血与扩张，从而引起经量增多、经期延长等表现。

（2）下腹触及包块：肌瘤增大使子宫超过3个月孕大时，可从腹部触及。较大的黏膜下肌瘤可脱出于阴道外，查体可见外阴脱出肿物。

（3）其他：子宫前壁下段肌瘤可压迫膀胱引起尿频；子宫后壁肌瘤可引起便秘等症状；宫颈肌瘤可引起排尿困难、尿潴留；其他症状还包括下腹坠胀、腰酸背痛、白带增多等。

2. **体征**　与肌瘤大小、位置、数目及有无变性相关。较大肌瘤可在下腹部扪及实质性肿块。妇科检查扪及增大子宫，可有表面不规则结节状突起。浆膜下肌瘤可扪及单个实质性球状肿块，且与子宫有蒂相连。

【门诊护理评估】

1. O(**时间/部位**)　询问患者发现子宫肌瘤的时间，下腹包块位置，观察是否有巨大肌瘤脱出阴道。

2. P(**缓解/加剧因素**)　询问患者年龄、月经史、有无妊娠、药物服用情况、有无诱发物接触等，月经期是否经量增多。

3. Q(**症状性质**)　评估患者肌瘤性质，询问患者经量增多及经期延长情况，白带异常表现。

4. R(**伴随症状**)　观察患者是否有尿频、尿急、排尿困难、尿潴留、下腹是否有坠胀不适、便秘等伴随症状。

5. S(**严重程度**)　评估患者疼痛评分、焦虑抑郁评分、肌瘤对生活的影响程度、是否有肌瘤红色样变性等急腹症表现。

6. T(持续时间) 询问患者下腹坠胀、腰酸背痛持续时间,经量增多持续时间。

【门诊护理措施】

(一)疾病指导

向患者讲解有关疾病知识,子宫肌瘤应根据患者年龄、症状和生育需求,以及肌瘤的大小、位置、数目全面考虑,根据患者情况提供个体化的疾病指导。指导患者规律作息,了解患者日常饮食习惯后给予饮食指导,注意个人卫生和适量运动,增强机体抵抗力。

(二)围手术期指导

手术治疗适应证:①肌瘤导致月经过多致继发贫血,且药物治疗无效者。②严重腹痛、性交痛或有蒂肌瘤扭转引起的急性腹痛等。③肌瘤体积过大压迫膀胱、直肠等引起相应症状。④因肌瘤造成不孕或致反复流产者。⑤疑有肉瘤变。手术方式包括肌瘤切除术和子宫全切术。其他治疗包括子宫动脉栓塞术、高能聚焦超声、子宫内膜切除术等,主要适用于不能耐受或不愿手术者。护士应向手术治疗者告知围术期相关准备,做好心理疏导,并讲解术后伤口护理、饮食运动等相关知识,告知术后复查具体时间、复查内容等。

(三)随访指导

告知保守治疗者随访时间、目的及随访内容,按时接受随访指导,以便根据病情变化修正治疗方案。无症状患者一般无须治疗,特别是近绝经期妇女。绝经后肌瘤多可萎缩至症状消失,指导患者定期随访,若出现症状可考虑进一步治疗。指导患者任何时候出现不适或异常症状,需及时就诊。

(四)用药指导

向药物治疗者讲明用药目的、方法、可能出现的副作用及应对措施等。药物治疗适用于症状轻、近绝经年龄或全身情况不宜手术者,常用药物包括促性腺激素释放激素类似物(GnRHa)、米非司酮等。

(蒋　碧　刘　艳　张玉莹)

第八节　宫颈癌

宫颈癌(cervical cancer)也称子宫颈癌,是指发生在子宫阴道部及宫颈管的恶性肿瘤。宫颈癌是最常见的一类女性生殖系统恶性肿瘤,其发病率及死亡率均位于全球女性恶性肿瘤第4位。据世界卫生组织(World Health Organization,WHO)报道,2020年全球新发宫颈癌病例为60.4万例,其中死亡病例达34.2万例。在中国,新发宫颈癌患者为 11 万例,死亡病例接近 6 万例。由于人口基数巨大,宫颈癌已是我国女性面临的主要健康问题之一,其发生、发展极大地降低了女性的生命质量,给家庭、社会和医疗系统带来了沉重的经济压力。

目前,宫颈癌的治疗方法有手术治疗、放射治疗(放疗)、化学治疗(化疗)、靶向治疗以及免疫治疗。临床上需根据肿瘤大小、病理组织类型和肿瘤发生扩散转移的情况,结合患者年龄及生育需求等,从而选择最佳治疗方案。

【临床表现】

1. 症状

(1)接触性出血:是宫颈癌患者单一的早期征兆。是指在性交、妇科检查后的少量阴道流血。由于该症状也可见于宫颈上皮内瘤病变、宫颈息肉等,需要及时进行鉴别诊断。

(2)绝经后阴道不规则流血:见于绝经后女性,因流血时不伴有任何痛感和不适,因而不易引起患者注意。

(3)其他:可能出现阴道分泌物增多。出血未及时治疗的患者可能会贫血,出现头晕乏力、虚弱感、心慌气短、皮肤苍白等。有感染可伴发热和四肢酸痛等全身症状。邻近器官受累的症状有尿频、尿急、肛门坠胀感、下腹和腿部肿痛等。晚期患者表现为极度消瘦、大小便困难、贫血、乏力和阴道大出血等。

2. 体征

(1)宫颈癌早期可有轻度糜烂或宫颈炎表现。

(2)随着宫颈癌的持续进展,外生型可出现乳头状、菜花状突起或赘生物;内生型则为宫颈肥大或颈管膨大如桶状;两侧宫旁组织增厚,晚期浸润达盆壁,形成冰冻骨盆。

【门诊护理评估】

1. O(时间 / 部位) 询问患者阴道异常流液、出血等症状开始的部位和时间。

2. P(缓解 / 加剧因素) 询问患者年龄、代谢性疾病史,有无宫颈 HPV 病毒感染、药物服用情况以及在何种情况下异常流液出血缓解或加重等。

3. Q(症状性质) 询问患者阴道异常流液的性状以及出血的颜色、量等情况。

4. R(伴随症状) 询问患者是否出现头晕乏力、心慌气短等伴随症状,血常规结果报告是否出现血红蛋白降低等情况。

5. S(严重程度) 对患者进行疼痛评分,评估患者意识状态、生活自理能力,实验室检查如血常规、肿瘤标志物等指标严重程度。

6. T(持续时间) 询问患者阴道异常流液出血的持续时间;根据病情询问患者出现头晕乏力、心慌气短、皮肤苍白以及大小便异常的持续时间。

【门诊护理措施】

（一）**疾病相关指导**

1. **疾病相关知识的指导** 向患者宣教宫颈癌的相关知识，包括病因、病程、治疗原则和预后等信息。并提供饮食、睡眠、休息等的生活方式指导，如放化疗期间指导其摄入清淡易消化营养饮食，保证充足睡眠和休息等。

2. **症状管理** 宫颈癌患者可能经历一系列不适症状，如疼痛、恶心、呕吐、疲劳等。护士可以通过评估和记录患者的症状，提供相应的症状管理建议，如药物治疗、放松技巧和调整活动计划等，以减轻患者不适感。

3. **心理支持** 焦虑情绪是肿瘤患者围术期常见一种精神心理状态疾病，面对肿瘤确诊，患者极大可能面临手术、术后放化疗、家庭照护、经济等负担加重的情况，加之对疾病预后的不确定性，患者出现自我形象紊乱、失眠、焦虑、恐惧等负性情绪。护士应耐心倾听患者的叙述和提问，评估心理状况及睡眠质量，及时解决患者所遇问题，帮助患者及家属认识疾病并保持良好心态，积极配合治疗。同时鼓励家庭成员参与患者的疾病治疗、术后护理等，从而发挥家庭支持系统作用，减轻患者的心理应激反应。

（二）**围手术期及术后指导**

1. 向宫颈癌患者提供有关手术的详细信息，包括手术过程、麻醉方式、术后恢复等内容。提供相关的术前准备指导，如皮肤准备、禁食时间、肠道准备等。

2. **术后伤口护理指导** 指导患者正确进行居家伤口护理，包括局部清洁、消毒，以及如何观察伤口愈合情况等。提供伤口感染的预防措施，如避免污染、勤洗手、及时更换伤口敷料等。

3. **术后随访指导** 向患者讲解定期随访的重要性，术后 2 年内，每 3~6 个月复查一次；术后 3~5 年内每半年复查一次；5 年以后每年复查一次，以监测疾病进展和治疗效果。加强与医生和其他医疗团队成员的合作，协调患者所需的各种护理资源，确保患者按时进行必要的病理检查、化验以及影像学检查等。

知识拓展

尿潴留是宫颈癌术后主要并发症之一

外科手术作为治疗宫颈癌的主要手段之一，在全世界范围内已达成普遍共识和广泛应用。其中最常用的根治性术式为广泛性子宫切除＋盆腔淋巴结清扫术，其具有保留卵巢分泌功能、对阴道功能影响小等优点，但由于切除更多的子宫主韧带、宫骶韧带、宫旁组织及阴道上段，术后易引起严重的并发症。其中，术后尿潴留（postoperative urinary retention, POUR）

是宫颈癌术后的主要并发症之一。POUR 是指术后膀胱排空状态下排尿能力受损从而导致残余尿量（postvoid residual, PVR）增加。宫颈癌患者 POUR 发生率为 4.4%~44.9%，但其发生率存在地理位置、种族特征差异，欧美国家术后尿潴留发生率较低，而在中国部分地区术后尿潴留发生率高达 53.92%。POUR 对宫颈癌患者会产生各种不良影响，包括膀胱过度膨胀、逼尿肌损伤、排尿困难、尿路感染等，严重者甚至可导致肾脏损害等严重并发症，从而延长住院时间、影响患者生活质量。因此，预防和管理术后尿潴留对于提高宫颈癌患者诊疗效果、提升其生存率和生命质量具有重要的临床意义。

（左　艳　朱玲莉　谢海蓓）

第九节　卵巢癌

卵巢癌（ovarian cancer）是常见的一种女性生殖系统恶性肿瘤，近年来发病率呈逐年上升趋势，病死率位于女性生殖系统恶性肿瘤之首，严重威胁女性健康。卵巢癌包括多种病理类型，其中上皮性癌是最常见的病理类型，约占卵巢恶性肿瘤的 80%，其次是恶性生殖细胞肿瘤和性索间质肿瘤，各约占 10% 和 5%。年龄是卵巢上皮癌重要的风险因素，女性年龄越大，患卵巢癌的风险越大。其他风险因素包括卵巢癌家族史、乳腺癌家族史、遗传性乳腺和卵巢癌综合征（BRCA1 和 BRCA2 基因突变）以及未曾怀孕等。

手术和化疗是卵巢癌的主要治疗手段。极少数患者可经单纯手术而治愈，但绝大部分患者均需手术联合化疗等综合措施的治疗。近年来，越来越多的分子靶向药物用于卵巢癌治疗并取得一定的疗效。

【临床表现】

卵巢上皮癌多见于绝经后女性，早期症状常不明显，导致难以早期发现和诊断。但随着肿瘤的生长，可能出现下腹部胀痛或压迫感、腹胀、消化不良、食欲减退、腹泻或便秘、尿频等。晚期症状可能包括腹部肿块、体重下降、疲劳、腹水，甚至消瘦、贫血等恶病质表现。

卵巢恶性生殖细胞瘤多见于年轻女性及低幼女童，临床表现与上皮癌有所不同，临床症状出现较早，除腹部包块、腹胀外，常可因肿瘤内出血或坏死感染而出现发热，或因肿瘤扭转、肿瘤破裂等而出现急腹症的症状。

【门诊护理评估】

1. O(时间/部位)　询问患者腹痛部位以及开始出现腹痛腹胀、食欲减退、腹泻、便秘等症状的时间。

2. P(缓解/加剧因素)　询问患者年龄、月经史、婚育史，是否出现发热及恶心、呕吐等消化系统症状。

3. Q(症状性质)　详细询问患者全身症状，以及腹痛腹胀的性质，阴道流血流液的性状。

4. R(伴随症状)　询问患者是否伴随全身的症状，如体重下降、贫血、疲乏感，以及腹水和食欲减退等。

5. S(严重程度)　评估患者疼痛评分、焦虑抑郁评分、日常生活能力评分、体温变化、有无出现腹膜刺激征等。

6. T(持续时间)　询问患者腹痛、腹胀以及相关伴随症状的持续时间。

【门诊护理措施】

（一）疾病相关指导

1. **向患者及家属讲解有关疾病知识**　根据患者实际情况提供个体化的建议，包括疾病的发展过程、治疗方案和预后。鼓励患者参与决定自身的治疗和护理方案，从而增强战胜疾病的信心。

2. **疼痛管理**　晚期卵巢癌患者可能会发生癌因性疼痛。护士应定期对患者进行疼痛评估并采取相应的疼痛管理措施，包括使用药物(如镇痛剂)和指导非药物疼痛缓解方法(如放松技巧、按摩等)。

3. **情绪和营养支持**　卵巢癌的诊断和治疗过程可能对患者情绪状态产生重大影响。护士应提供心理支持和情绪疏导，帮助患者面对情绪上的挑战。同时，与营养师合作为患者提供个性化的营养建议，确保患者获得充足的营养摄入。

（二）围手术期及术后随访指导

1. 门诊护士应为卵巢癌患者提供详细的术前教育内容，以及相关的术后康复建议，包括提供个体化康复运动建议和日常生活指导，帮助患者为术后重新适应日常活动做准备，从而促进术后全面康复。

2. 护士应与医疗团队密切合作，确保卵巢癌患者治疗结束后的及时复查及随访，指导患者治疗结束后第1~2年内每3个月复查1次；治疗后3~5年内每3~6个月复查1次；5年后需每年复查1次。

（三）用药指导

卵巢癌患者可接受多种治疗，包括化疗、靶向药物治疗等。护士应确保患者正确服用药物，监测和管理药物的副作用和毒性。同时，提供必要的用药教育和指导，增加患者对药物治疗的依从性。

（朱玲莉　左　艳　徐秀梅）

第十一章　产科门诊常见疾病评估及护理

产科门诊患者病情变化迅速,处理不及时会危及母儿生命,因此需加强门诊护士对产科常见疾病的评估,对危重患者的识别,降低母胎死亡率。根据产科门诊的特点,选择恰当的产科门诊疾病评估方法和护理措施十分重要。"ABCD+OPQRST"病情评估框架可准确、全面、迅速、有效地评估产科门诊孕妇病情严重程度,以便门诊护士及时与医生、家属有效沟通,从而快速采取正确的医疗处理措施,保障母胎安全,降低产科门诊医疗风险。

产科门诊的护理措施主要以病情观察和健康教育为主。密切观察孕妇的病情变化,提供产前、产时和产后健康宣教,减少不良妊娠率,降低孕产妇和胎儿/新生儿的死亡率,保障母胎安全。

第一节　妊娠期高血压疾病

妊娠期高血压疾病(hypertensive disorders of pregnancy)是指以妊娠与血压升高并存的一组妊娠期特有的疾病,我国发病率为9.4%~10%,国外为7%~12%,此类疾病是导致孕产妇和胎儿死亡的重要原因之一。依据中华医学会妇产科学分会发布的《妊娠期高血压疾病诊治指南(2020)》,将妊娠相关高血压疾病概括为4类,包括妊娠期高血压、妊娠合并慢性高血压、慢性高血压伴发子痫前期、子痫前期-子痫。妊娠期高血压疾病发病背景复杂,主要为多因素发病,可基于孕妇的各种基础病理状况,也因受妊娠期间环境因素影响,在妊娠期间病情的缓急程度不同,可缓慢进展,也可迅速恶化,特别是重度妊娠期高血压和严重子痫前期易进展为子痫,从而发生肾功能衰竭、心脑血管意外等,严重威胁母胎生命安全,应高度重视。加强对此类患者的监护可有效防止妊娠期高血压疾病进一步发展,也是预防不良妊娠结局的重要措施。

【临床表现】

妊娠期高血压的主要特征是血压升高,其次为水肿,特别是在手脚和下肢肿胀尤为明显,水肿可能是由于血管通透性增加而引起。蛋白尿是子痫前期(先兆子痫)的一个重要特征。部分患者还可出现头痛、视力模糊、腹痛等症状,严重者可发生抽搐、昏迷及心、肾衰竭。其主要病理改变包括全身小血管痉挛、血管内皮损伤及局部缺血。

【门诊护理评估】

（一）ABCD 病情评估框架

1. A(气道)　观察患者气道有无痉挛或异物梗阻，是否通畅。

2. B(呼吸)　观察患者的呼吸形态、频率和节律。

3. C(循环)　监测患者血压、心率、心律、心音情况，观察患者有无水肿，重度妊娠高血压患者需观察是否有心力衰竭表现。

4. D(意识)　观察患者的意识状态，是否有烦躁不安、抽搐、嗜睡、昏睡以及昏迷，观察患者的瞳孔反射是否存在，必要时通过疼痛刺激等多种方法观察患者对声音、疼痛的反应。

（二）OPQRST 病情评估框架

1. O(时间/部位)　询问患者出现头痛、眼花、胸闷的时间，腹痛的部位和时间；询问产妇出现水肿的时间，评估水肿的部位及严重程度；子痫患者还需询问出现抽搐的次数及每次抽搐的持续时间。

2. P(缓解/加剧因素)　询问患者年龄、妊娠史，有无高血压史，药物服用情况，有无诱发物接触以及在何种情况下症状会缓解或者加剧等。

3. Q(症状性质)　询问患者头痛、腹痛的性质，水肿程度，监测患者心率、血压、氧饱和度等生命体征，检查随机尿蛋白、24 小时尿蛋白定量等检验指标。

4. R(伴随症状)　观察患者精神症状，评估患者意识状态，询问有无其他伴随症状。

5. S(严重程度)　评估患者血压，水肿程度，焦虑抑郁评分，意识状态。

6. T(持续时间)　询问患者头痛、眼花、胸闷、腹痛、水肿或抽搐的持续时间。

【门诊护理措施】

（一）病情观察

妊娠期高血压疾病病情复杂、变化快。因此，加强对产前、产时和产后的病情监测，了解病情轻重和进展情况尤为重要，以便及时合理干预，早防早治，避免不良临床结局的发生。密切监测孕产妇的意识状态、血压、水肿情况、体重变化，以及尿蛋白、凝血、肝肾功能、血脂及电解质等辅助检查结果，同时监测胎儿的发育情况、B 超和胎心监护监测胎儿状况及脐动脉血流情况。

（二）健康指导

1. 保证休息　轻度妊娠期高血压疾病孕妇可在家休息，需营造一个安静、舒适的休息环境，保证每日 8~10 小时的充足睡眠。休息以左侧卧位为宜，目的是解除子宫对下腔静脉的压迫，改善子宫及胎盘循环。中、重度妊娠期高血压疾病孕妇需住院治疗。保持病室安静，避免各种刺激。

2. 调整饮食　轻度妊娠期高血压疾病孕妇需摄入足够的蛋白质（100g/d 以上）、蔬菜、维生素、铁和钙剂。除全身水肿者限制钠盐摄入量外，其余不必严格限制食盐，因为长期低盐饮食可引起低钠血症。

3. 加强产前保健　适当增加产前检查次数,加强母胎监测,密切注意病情变化,积极预防病情的加重。同时向孕妇及家属讲解相关疾病知识,便于孕妇及家属能及时发现病情变化。孕晚期孕妇须每日监测胎动、体重,自我血压测量,出现异常后及时就诊。

知识拓展

子痫前期诊断标准

　　根据《中华医学会妊娠期高血压疾病诊治指南(2020)》,我国子痫前期最新诊断标准为:妊娠 20 周后孕妇出现收缩压≥140mmHg 和 / 或舒张压≥90mmHg,伴有下列任意 1 项:尿蛋白定量≥0.3g/24h,或尿蛋白 / 肌酐比值≥0.3,或随机尿蛋白≥(+)(无条件进行蛋白定量时的检查方法);无蛋白尿但伴有以下任何 1 种器官或系统受累:心、肺、肝、肾等重要器官,或血液系统、消化系统、神经系统的异常改变,胎盘 - 胎儿受到累及等,即可诊断为子痫前期。需要注意的是,子痫前期也可发生在产后。

(朱玲莉　王玲宁　杜帅辉)

第二节　妊娠糖尿病

　　妊娠合并糖尿病是妊娠期最常见的内科合并症之一,妊娠期发生或首次发现的不同程度的糖耐量异常即称妊娠糖尿病(gestational diabetes mellitus, GDM),约占妊娠合并糖尿病的 90% 左右。我国妊娠糖尿病的发生率为 4.3%~5.1%,妊娠糖尿病患者远期患糖尿病几率增加,17%~63% 的 GDM 患者将发展为 2 型糖尿病(T2DM)。GDM 患者如血糖控制不佳,可致一系列母儿并发症,严重威胁母儿安全。因此,做好孕期血糖管理是降低 GDM 患者发生子痫前期、产后出血、巨大胎儿、胎儿生长受限等母儿并发症发生率,从而改善不良妊娠结局的关键。

【临床表现】

　　大多数 GDM 患者无明显临床表现,典型症状以多饮、多食、多尿为主,偶有外阴阴道假丝酵母菌感染反复发作。孕妇体重 >90kg,羊水过多或巨大胎儿者,均应警惕 GDM 可能。

【门诊护理评估】

(一)ABCD 病情评估框架

　　1. A(气道)　观察患者气道有无梗阻。

2. **B(呼吸)**　观察患者的呼吸形态、频率和节律。

3. **C(循环)**　监测患者血压、心率、心律、心音情况,观察患者口唇、面色、皮肤、甲床的颜色,评估是否有微循环障碍的表现。

4. **D(意识)**　观察患者的意识状态,是否有烦躁不安、抽搐、嗜睡、昏睡以及昏迷,观察患者的瞳孔反射是否存在,必要时通过疼痛刺激等多种方法观察患者对声音、疼痛的反应。

(二)OPQRST 病情评估框架

1. **O(时间 / 部位)**　询问患者出现多饮、多食、多尿的时间。

2. **P(缓解 / 加剧因素)**　询问患者年龄、妊娠史,有无糖尿病史,药物服用情况,有无诱发物接触等。

3. **Q(症状性质)**　询问患者多饮、多食、多尿的频次和量,以及血糖控制情况。

4. **R(伴随症状)**　观察患者是否有精神症状,呼吸形态是否紊乱,询问有无其他伴随症状。

5. **S(严重程度)**　评估患者血糖值、胎儿宫内情况、体重增长情况,是否合并其他疾病等。

6. **T(持续时间)**　询问患者多饮、多食、多尿持续的时间;询问患者外阴瘙痒持续的时间;询问患者血糖值升高持续的时间。

【门诊护理措施】

(一)密切监测

指导孕妇自我院外血糖监测;向孕妇讲解妊娠糖尿病的危害,发生高血糖及低血糖的症状及紧急处理方法。嘱其定期产检及胎儿监护,指导 28 周以后自数胎动,若 12 小时胎动数 <10 次,或胎动次数减少超过同一时间原胎动计数 50%而不能恢复者,则考虑胎儿宫内缺氧,应立即急诊就诊。

(二)健康指导

1. **控制饮食**　大多数 GDM 患者靠调整饮食结构和适当地运动就能使血糖控制在理想范围,且对胎儿的生长发育无不良影响。科学合理的饮食管理是治疗妊娠糖尿病的基础。饮食治疗的基本原则是控制总热量,均衡营养,从而建立合理的饮食结构。

2. **适度运动**　适度的运动可提高胰岛素的敏感性,改善血糖及脂代谢紊乱,避免体重增长过快,利于糖尿病孕妇病情的控制和正常分娩。运动方式首选有氧运动,如散步、中速步行,于餐后 1 小时进行,每日至少 1 次,持续 20~40 分钟。通过饮食和适度运动,使孕期体重控制在合理范围。

3. **合理用药**　对经饮食、运动管理后血糖仍控制不佳的 GDM 患者,首先推荐应用胰岛素控制血糖。对于口服降糖药物,国外已有部分研究报道证实磺脲类及双胍类降糖药在 GDM 患者中的安全性和有效性,但目前缺乏在我国 GDM 患者中的相关研究报道,因此在患者知情同意基础上,可谨慎用于部分 GDM 患者,如需应用口服降糖药,推荐二甲双胍。

知识拓展

肠道菌群失调与妊娠糖尿病的相关性研究

肠道菌群失调能影响妊娠糖尿病的发生发展。有三种肠道菌群失调导致妊娠糖尿病发生的机制学说。

1. 内毒素学说　妊娠期女性饮食结构发生改变,导致妊娠女性肠道通透性增加,使得大量的细菌脂多糖释放入血,激活胰岛的低度慢性炎症,长期的低度炎症导致胰岛素信号转导减弱和敏感性降低,进而引发 GDM。

2. 胆汁酸学说　肠道菌群能不同程度地代谢蛋白质和内源性含氮化合物,通过调节胆汁酸的合成影响胆汁酸的肝肠循环过程。如果肠道菌群发生紊乱,会造成体内游离胆汁酸水平下降,进而减弱游离胆汁酸对肠道细菌的抑制,加剧肠道菌群失调,从而严重影响体内糖、脂肪代谢,最终导致 GDM 的发生。

3. 胰岛素抵抗学说　肠道菌群失调会导致菌群比例发生改变,肠壁通透性增加,产生许多炎症因子。炎症因子可以通过多种途径引起内皮细胞结构和功能的异常,导致胰岛素在人体组织细胞中出现转运障碍,无法发挥正常作用,从而发生胰岛素抵抗和 GDM。

(朱玲莉　左艳　杜帅辉)

第三节　妊娠期肝内胆汁淤积症

妊娠期肝内胆汁淤积症(intrahepatic cholestasis of pregnancy,ICP)是妊娠中晚期特有的并发症,其发病率为 0.8%~12%,该病具有明显地域和种族差异,智利、瑞典以及我国长江流域等地发病率较高。ICP 主要在于对胎儿的危害,因胆汁酸毒副作用导致胎儿窘迫、早产、羊水胎盘胎粪污染,从而使围产儿发病率和死亡率明显升高。对孕妇的影响有皮肤瘙痒、皮肤抓痕以及引起肝功能异常、产后出血概率增加等。

【临床表现】

1. 瘙痒　为主要的首发症状,初起为手掌、脚掌或脐周瘙痒,可逐渐加剧而延及四肢、颜面部;瘙痒程度各有不同,夜间加重,严重者甚至引起失眠。70%以上发生在妊娠晚期。平均发病孕周为 30 周,也有少数孕妇在孕中期出现瘙痒。瘙痒大多在分娩后 24~48 小时缓解,少数持续在产后 48 小时以上。

2. 黄疸　出现瘙痒后 2~4 周内部分患者可出现黄疸,一般不随孕周的增加而加重。黄疸发生率较低,多数仅出现轻度黄疸,且于产后 1~2 周内消退。ICP 孕妇有黄疸者羊水粪染、新生儿窒息及围产儿死亡率明显增加。

3. **其他**　偶有上腹部不适、恶心、呕吐、食欲缺乏等消化道症状。极少数孕妇出现体重下降及维生素 K 缺乏，而后者可能增加产后出血的风险。

【门诊护理评估】

（一）ABCD 病情评估框架

1. **A（气道）**　观察患者气道有无梗阻。
2. **B（呼吸）**　观察患者的呼吸形态、呼吸频率。
3. **C（循环）**　监测患者血压、心率、心律、心音情况，观察产妇皮肤颜色的变化。
4. **D（意识）**　观察患者的意识状态，是否有烦躁不安、抽搐、嗜睡、昏睡及昏迷等。

（二）OPQRST 病情评估框架

1. **O（时间 / 部位）**　询问患者出现皮肤瘙痒的时间及部位；询问产妇出现黄疸的时间。
2. **P（缓解 / 加剧因素）**　询问患者年龄、妊娠史，有无代谢性疾病史，药物服用情况，有无诱发物接触等。
3. **Q（症状性质）**　询问患者皮肤瘙痒的程度，血清总胆汁酸、血胆红素值和其他生化指标。
4. **R（伴随症状）**　观察患者是否有精神症状，询问有无其他伴随症状。
5. **S（严重程度）**　评估患者黄疸、皮肤瘙痒的严重程度，焦虑抑郁评分。
6. **T（持续时间）**　询问产妇皮肤瘙痒持续的时间以及血胆红素值升高持续的时间。

【门诊护理措施】

（一）密切监测

ICP 孕妇应适当增加产检次数，定期测定孕妇血清总胆汁酸、胆红素等指标，动态了解病情变化。告知孕妇数胎动的重要性，如胎动减少、消失等均是胎儿宫内缺氧的异常信号，应立即就诊。孕 32 周后每周行 NST 检查，结合胎动和 NST 检查，用以尽早发现胎儿宫内情况，必要时行胎儿生物物理评分。对于在 32 周内发病的 ICP 患者，伴有黄疸、妊娠高血压疾病或双胎妊娠等高危妊娠风险者，应立即住院监护，每日吸氧 2 次，每次 30~60 分钟，并及时评估分娩时机。

（二）健康指导

1. **药物指导**　药物可改善孕妇瘙痒症状、改善胆汁淤积的生化指标和围产儿预后。临床中常用药物有熊去氧胆酸和 S- 腺苷甲硫氨酸。熊去氧胆酸是治疗 ICP 的一线用药，可有效改善 ICP 孕妇瘙痒症状和生化指标，用药期间应指导孕妇根据病情每 1~2 周检查肝功能，监测生化指标变化。地塞米松用于有早产风险患者，可促胎肺成熟。地塞米松每日 12mg 肌内注射，连用 1 周，遵医嘱逐渐减量至停药，以防不良反应的发生。

2. **心理支持**　孕妇常因担心胎儿宫内情况而感到焦虑，因皮肤瘙痒加重其焦虑情绪。护士应耐心倾听孕妇倾诉，详细讲解疾病的相关知识，帮助孕妇及家属正确认识该疾病,嘱其数好胎动,定期行 NST 及产检,讲解用药的注意事项,从而促使其保持良好心态,积极配合治疗。同时鼓励家庭成员对孕妇的支持和照顾,减轻其心理应激反应,使其顺利地度过妊娠期和分娩期。

(刘 艳 王玲宁 侯 蝶)

第四节 胎膜早破

胎膜早破(premature rupture of membranes,PROM)指胎膜在临产前发生自然破裂。妊娠达到及超过 37 周发生者称为足月胎膜早破;妊娠未满 37 周发生者称为未足月胎膜早破(preterm premature rupture of membranes,PPROM)。发生率国外报道为 5%~15%,国内为 2.7%~7%。胎膜早破可引起早产、胎盘早剥、羊水过少和脐带脱垂,孕产妇及胎儿感染率和围产儿病死率显著升高,孕周越小,围产儿预后越差。

【临床表现】

90% 患者突感有较多液体从阴道流出,排液的量可多可少,有时可混有胎脂及胎粪,无腹痛等其他的分娩先兆。排液通常为持续性,持续时间不等,开始量多然后逐渐减少,少数为间歇性排液。阴道排液通常与胎膜破裂位置、孕妇体位变动、活动与否有关。

【门诊护理评估】

（一）ABCD 病情评估框架

1. A(气道) 观察患者气道有无梗阻。

2. B(呼吸) 观察患者的呼吸形态、呼吸频率。

3. C(循环) 监测患者血压、心率、心律、心音情况及胎儿的宫内情况。

4. D(意识) 观察患者的意识状态,是否有烦躁不安、抽搐、嗜睡、昏睡以及昏迷,观察患者的瞳孔反射是否存在,必要时通过疼痛刺激等多种方法观察患者对声音、疼痛的反应。

（二）OPQRST 病情评估框架

1. O(时间/部位) 询问患者出现阴道流液、腹痛的时间。

2. P(缓解/加剧因素) 询问患者年龄、妊娠史,有无感染史,活动情况,药物服用情况,有无诱发物接触等。

3. Q(症状性质) 询问患者阴道流液的性质,腹痛的性质,胎儿胎动情况。

4. R(伴随症状) 观察患者是否有发热、乏力等全身症状,有无阴道流血、规律宫缩等其他伴随症状。

5. S(严重程度) 评估患者阴道流液的量、颜色,是否有感染,疼痛评分,焦虑抑郁评分、胎儿 NST 结果等。

6. T(持续时间) 询问患者阴道流液持续的时间;询问产妇腹痛持续的时间。

【门诊护理措施】

（一）密切观察

询问孕妇基本情况，有无创伤、宫颈内口手术病史。了解孕妇有无下生殖道感染、多胎妊娠、羊水过多、胎位异常等 PROM 高危因素。监测孕妇的生命体征情况、胎动、胎心率变化，评估胎儿宫内情况。观察阴道流液的性状、颜色、气味等并记录。如为混有胎粪的羊水流出，警惕是胎儿宫内缺氧。密切观察宫缩、宫口大小、胎先露下降等产程进展情况。

（二）照顾与心理支持

1. 预防脐带脱垂和早产　未足月胎膜早破、臀先露或头先露高浮者，嘱孕妇卧床休息，取侧卧位；禁止性生活，勿刺激乳头和腹部；尽量减少不必要的肛查和阴道检查，避免诱发宫缩及增加感染风险。

2. 心理支持　了解孕妇心理状态和社会支持情况，告知孕妇羊水生成的机制和胎膜早破的发病原因，让孕妇了解疾病相关知识，同时引导胎膜早破孕妇及家属倾诉其担忧的问题及自身感受，从而减少其恐惧和焦虑情绪。

（三）处理与配合

1. 用药指导　对于未足月胎膜早破者，遵医嘱给予抑制宫缩药物，如利托君、硝苯地平、吲哚美辛等。利托君使用时可使孕妇心率加快、血钾下降、血糖增高、恶心呕吐、出汗、头痛等，应密切观察用药反应，必要时使用胎儿心电监护。对于引产者，可根据医嘱静脉滴注缩宫素以诱发宫缩。

2. 积极预防感染　具体措施：①严密观察孕妇生命体征，包括体温、心率、呼吸等指标，以便及时发现感染征兆。②嘱孕妇保持外阴清洁，每日擦洗会阴部 2 次，勤换会阴垫，保持清洁干燥，防止上行感染。③对早产胎膜早破，除非分娩已发动，应尽量避免阴道检查，必要时可消毒后用无菌窥阴器检查宫颈。④注意有无子宫压痛和阴道分泌物异常，定期进行白细胞计数和 C- 反应蛋白测定，了解是否存在感染。⑤胎膜早破时间超过 12 小时，遵医嘱予抗生素预防感染，并观察用药效果及不良反应。

3. 为分娩做准备　对于未足月胎膜早破者，当早产已不可避免时，应做好分娩的准备。根据病情需要选择合适的分娩方式，无论何种方式分娩，均应避免胎头娩出过快。

（四）健康教育

1. 消除病因或诱因，尽早治疗下生殖道感染，避免负重及腹部撞击。

2. 为孕妇讲解胎膜早破的影响，使其重视妊娠期卫生并积极参与产前保健活动；尤其对先露部高浮、子宫膨胀过度者，应注意休息；避免突然腹压增加；注意补充足量的维生素、钙、锌及铜等营养素。

3. 告知孕妇如察觉阴道口有液体流出时，应立即卧位，尽快急诊就诊。

（刘艳　朱玲莉　罗莉）

参考文献

［1］崔焱,张玉侠.儿科护理学［M］.7版.北京:人民卫生出版社,2021.

［2］江载芳,诸福棠.实用儿科学［M］.8版.北京:人民卫生出版社,2015.

［3］李小寒,尚少梅.基础护理学［M］.6版.北京:人民卫生出版社,2017.

［4］谢幸,孔北华,段涛.妇产科学［M］.9版.北京:人民卫生出版社,2018.

［5］谢芝芳,陆丹.妊娠期肝内胆汁淤积症患者不同血清总胆汁酸水平对不良妊娠结局的影响［J］.中国妇幼保健,2021,36(18):4219-4221.

［6］许男,刘蕊,陈莹,等.我国小儿高热惊厥急救护理发展［J］.中国急救复苏与灾害医学杂志,2020,15(1):118-120.

［7］伍姗姗,左艳.基于建构主义理论的PDCA临床护理教学路径［J］.中国保健营养,2020,30(32):230,233.

［8］卞美璐,黄敏丽,张震宇,等.低剂量米非司酮用于子宫肌瘤的术前治疗多中心随机双盲、安慰剂、平行对照研究［J］.中华妇产科杂志,2021,56(5):317-327.

［9］蔡雯雯,沈国妹,徐慧.PDCA质量管理在提高专病门诊开设类别占比及业务量的作用［J］.医学信息,2019,32(19):11-15.

［10］陈运彬,黄为民,黄磊,等.新生儿黄疸规范化用药指导专家建议［J］.中国医药导报,2019,16(27):105-110.

［11］邓娟,王思雪,曹乐,等.宫颈疾病与宫颈微生态特征的研究进展［J］.中国微生态学杂志,2020,32(5):606-609.

［12］邓婉娣,李健军,卢志铭,等.儿童医院安全设计实践与探讨［J］.中国医院建筑与装备,2020,21(09):74-76.

［13］邓娅莉,丁依玲.妊娠糖尿病与肠道菌群.中国实用妇科与产科杂志［J］.2018,34(9):974-976.

［14］王慧慧,马晓彤,韩姹,等.盆腔炎性疾病与妇科恶性肿瘤相关性的研究进展［J］.中华妇产科杂志,2020,55(3):213-216.

［15］王卉,王晶晶,吴永秀,等.医护一体化与快速康复理念应用于子宫肌瘤手术患者的临床效果分析［J］.当代护士(学术版),2020,027(005):76-78.

［16］万梦婷,徐达津,龚婕,等.药罐结合干预疗法对33例单纯性肥胖症儿童体脂数、腹部脂肪厚度、血脂代谢影响的临床观察［J］.亚太传统医药,2022,18(06):124-128.

［17］冯汉兰,温永珍,陈小红.护理干预在小儿高热惊厥中的应用效果研究［J］.现代中西医结合杂志,2014,23(14):1572-1574.

［18］盖莹,李淑英,李唱,等.新生儿黄疸预防及护理的最佳证据总结［J］.中华护理教育,

2023, 20（03）: 362-367.

［19］高博, 史瑞洁, 胡珊博, 等. 基于任务驱动的翻转课堂在医学研究生医患沟通教学中的应用［J］. 护理研究, 2020, 34（17）: 3153-3156.

［20］龚晓龙, 钱昆. 美国儿童生活计划模式对我国儿童医务社工实践的启示［J］. 中国医学伦理学, 2019, 32（10）: 1288-1293.

［21］韩轶超, 杨秀芳, 谢娜, 等. 病情评估记录质量分析［J］. 中国病案, 2016, 17（03）: 19-21.

［22］宋庆, 王伶俐, 肖飞, 等. 护士职业生涯管理与规划现状及其影响因素［J］. 解放军护理杂志, 2018, 035（005）: 45-48.

［23］何国琳, 刘兴会. 产科医生眼中的子痫前期［J］. 四川大学学报（医学版）, 2022, 53（06）: 1003-1006.

［24］何帅英. 护理安全管理与护理质量控制策略分析［J］. 实用临床护理学电子杂志, 2020, 5（37）: 164, 185.

［25］胡国庆, 陆烨, 李晔. 医务人员个人防护用品的选择和使用［J］. 预防医学, 2020, 32（12）: 1189-1194.

［26］手足口病诊疗指南（2018 年版）［J］. 中华临床感染病杂志, 2018, 11（03）: 161-166.

［27］花静, 朱丽萍, 杜莉. 妊娠风险预警评估对改善围产结局的效果［J］. 中华围产医学杂志, 2016, 19（3）: 201-205.

［28］李静然, 魏丽惠. 外阴苔藓类疾病的局部糖皮质激素治疗［J］. 中华妇产科杂志, 2018, 53（9）: 651-653.

［29］李茜, 孙燕, 胡滨. 开展新形式门诊多学科联合诊疗模式的探索［J］. 中国医院管理, 2019, 39（01）: 35-36.

［30］李雪梅. 综合性护理干预对小儿支气管肺炎康复效果的影响［J］. 护理研究, 2018, 32（16）: 2645-2647.

［31］李燕虹. 性早熟的规范诊断［J］. 中华全科医师杂志, 2023, 22（04）: 361-366.

［32］冉雨鑫, 尹楠林, 漆洪波. ACOG《胎膜早破临床实践指南（2020）》解读［J］. 中国实用妇科与产科杂志, 2020, 36（08）: 736-739.

［33］任道琼. PICC 护理专科门诊的建设与管理［J］. 中国护理管理, 2013, 13（S1）: 141-142.

［34］刘晨, 熊亚娟, 冯思雨. 基于家庭教育 - 环境改良 - 功能干预模式的延伸护理在支气管肺炎患儿中的应用效果［J］. 中国民康医学, 2023, 35（10）: 190-192.

［35］彭风兰. 医务人员手卫生依从性对医院感染的影响分析［J］. 中国卫生管理标准, 2020, 11（3）: 130-132.

［36］乔丽萍, 张莉, 王剑鹰, 等. 心理应激对策在治疗慢性盆腔炎护理中的应用［J］. 中国药物与临床, 2020, 20（20）: 3534-3536.

［37］刘丽丽, 陈雁, 王清, 等. 卵巢癌患者术前营养管理的最佳证据总结［J］. 中国计划生育和妇产科, 2023, 15（03）: 98-102.

［38］刘孝美, 彭文涛, 伍晋辉. 我国儿科护理教学研究现状的共词分析［J］. 中华医学教育探

索杂志, 2019, 18 (9): 927-931.

[39] 潘娟, 盛蓉辉, 齐爱华, 等 . 多元化健康教育模式对肾病综合征患儿激素用药依从性的影响 [J]. 临床医学研究与实践, 2022, 7 (1): 182-185.

[40] 卢梅娟, 万美代, 伍苏婷, 等 . 护理教育联合随访教育在特需门诊患者干预中的应用 [J]. 齐鲁护理杂志, 2019, 25 (15): 65-67.

[41] 缪红, 董承颜 . 持续护理质量改进在儿科门诊护理风险管理中的应用 [J]. 医学临床研究, 2018, 35 (3): 612-614.

[42] 孟媛, 温笑莹, 于方媛, 等 . 中国成年女性宫颈癌患病率 Meta 分析 [J]. 肿瘤预防与治疗, 2023, 36 (02): 96-110.

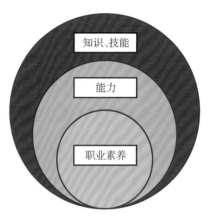

彩图 4-1　洋葱模型图